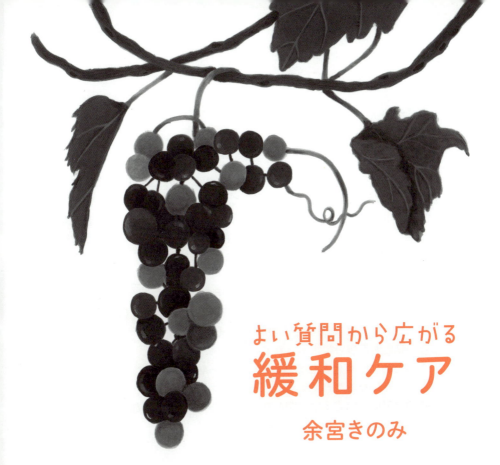

よい質問から広がる
緩和ケア

余宮きのみ

南江堂

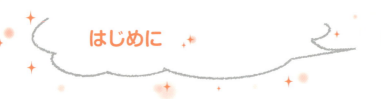

はじめに

　私の緩和ケアの師匠は，もともと外科医でしたが**「緩和ケア医にとって患者さんと話をするのは，外科医にとっての手術と同じだ」**と言いました．17年前のことです．患者さんへ質問したり患者さんと対話を重ねたりしていくことは，緩和ケアにとって治療そのものであるという意味です．その後，緩和ケア医として時を重ねるほどに，私はこの言葉の意味に深く納得していくようになりました．

　病気は苦しい，つらい……．けれど，手を尽くすことで患者さんとその家族に笑みが生まれる，そんな緩和ケアを提供できるようになりたい．そして最終的な目標は"患者さんの満足"，それを目指して診療にあたる……これが私たち医療者に求められていることです．

　そのために医療者として高めるべきスキルのひとつは，"よい質問"ができるようになることです．

　緩和ケアにおいてよい質問とは，"苦しみの詳細"，すなわち
「① 患者が何に苦しみ，何を望んでいるのか」
「② 苦しみの原因や病態」
「③ ケアや治療方針」
がわかるような質問です．

　緩和ケアではアセスメントが重要です．今，目の前にいる患者さんの，こうした"苦しみの詳細"がわかってはじめて，**患者さんの意向に沿った緩和ケアへの第一歩が踏み出せます．**

　患者さんの言葉をただじっと待っていても，得られるものは少ないでしょう．医療者から積極的に質問を繰り出さなければなりません．日本人のコミュニケーションは，以心伝心，気配りと思いこみなどと言われます．長い付き合いなら，これもよいでしょう．でも付き合いの短い患者さんに対して，その意向に沿った医療を短い診療時間で行っていくには，**きちんと相手に問う**ということが必要不可欠です．診療時間内に患者の満足を得るには，**患者さんが「（自分の苦しみや望みを）わかってくれた」と感じる**ことです．逆に，いくら時間をかけても患者さんが「伝わらなかった，わかってもらえなかった」と思うこともあるでしょう．時間ではありません．

よい質問を自分の中に蓄えておき，自然な会話の流れの中で質問を繰り出し対話していくのです．

　本書は，私が日々の臨床の中で"よい質問"を目指して工夫をこらし，蓄えてきたものを執筆いたしました．本文中の会話例を読んでいただくとわかるように，よい質問は，症状や病態の評価のみならず，患者さんの安心感につながったり，真の demands を探っていくこともできます．私は多くの患者さんから**"適切なアセスメントはケアにもなりうる"**ということを教わりました．アセスメントの最中に，まだ治療を開始していないのに，患者さんが「やっとわかってもらえた」「安心した」「楽になった」と笑顔で話すのをよくみてきたからです．そしてよい質問をすることで，はるかに短い時間で，信頼関係がより豊かに育ったり，より多くの情報を得て適切な緩和ケアを提供できることを経験してきました．

　本書で取り上げた質問や会話のやりとりはほんの一例であり，実際の現場では患者さんの返答により，無限のパターンがあります．それらを網羅することは到底できませんが，重要度の高いものを取り上げたつもりです．また，実際に質問する際には，さまざまなスタイル，自分にフィットする言葉の言い回し，というものもあります．方言もあるでしょう．ですから，本書をヒントにして，ご自分なりのよい質問を蓄えてくだされればよいと思います．

　最後に，本書が誕生するまでに出会った患者さんとご家族，冒頭の言葉を叩き込んでくださった藤井勇一先生，毎日共に働いている埼玉県立がんセンターの医師，看護師，薬剤師の皆さん，そして本書の企画から出版まで労をとっていただいた南江堂の大野隆之さん，高橋有紀さん，鈴木佑果さん，さらに葡萄の表紙を描いていただいた，友人であり画家の柏木リエさんに心からの感謝を申し上げます．

　本書が少しでも皆さんの日頃の問診や対話でのヒントになれば，これに勝る喜びはありません．そして，的を射た質問で，一人でも多くの患者さんの苦痛が癒されるよう祈ります．

2017 年初春

余宮きのみ

目 次

第Ⅰ章 痛みについての質問

- 痛みの問診の流れ（フローチャート） ………………………………… 2

A. 痛みの評価のための質問 …………………………………………… 4
1. どこが痛いですか？ …………………………………………………… 4
2. いつ頃からですか？ ………………………………………………… 10
3. 今，痛みはありますか？ 今の痛みはどれくらいですか？ ……… 14
4. 今より痛くなることはありますか？ ……………………………… 21
5. 1日に何回くらいありますか？ …………………………………… 28
6. どのような痛みですか？ …………………………………………… 32
7. お薬を調整して痛みを楽にしていきますが，どのあたりを目標にしたらよいですか？ ……………………………………………………… 37
8. 痛みに対して，お薬を調整したほうがよいですか？ ……………… 42

B. 痛みの治療に対する質問 …………………………………………… 48
1. お薬を飲むのは負担ではないですか？ …………………………… 48
2. レスキュー薬は効きますか？ ……………………………………… 52
3. お薬を変更して，痛みは楽になりましたか？ …………………… 58
4. 痛みがとれたらこんなことをしたいな，という目標のようなものはありますか？ ……………………………………………………………… 66

第Ⅱ章 呼吸器症状についての質問

1. 息は苦しくないですか？【呼吸困難①】 …………………………… 76
2. 息苦しさの強さはどれくらいですか？【呼吸困難②】 …………… 79

第Ⅲ章 消化器症状についての質問

1. お腹の張っている苦しさは，どれくらいですか？【腹部膨満感】 ……… 88
2. 今，吐き気はありますか？【悪心】 ………………………………… 91
3. どんなものを吐きますか？【嘔吐】 ………………………………… 99
4. お通じは毎日ありますか？【便秘①】 ……………………………… 103

5. 便秘に対して，何かご自身で工夫されていることはありますか？
   【便秘②】・・・ 110
6. 下痢する前のお通じはどうでしたか？【下痢】・・・・・・・・・・・・・・・・・ 114
7. お口のことで何か変化はありませんか？
   ピリピリした痛みや違和感はありますか？【口腔ケア①】・・・・・・・・・・・・ 118
8. 歯は磨いていますか？　お口のケアはしていますか？【口腔ケア②】・・・・・ 124

第Ⅳ章　倦怠感・食欲不振についての質問

1. 疲れやすいですか？　億劫ですか？【倦怠感①】・・・・・・・・・・・・・・・・・ 128
2. 疲れる感じ（だるさ）はどれくらいですか？【倦怠感②】・・・・・・・・・・ 136
3. 食欲そのものがないのですか？　それとも……
   【食べられない①：早期膨満感など】・・・・・・・・・・・・・・・・・・・・・・・・・・・ 142
4. 食欲が出るように，お薬で対応するほうがよいですか？
   【食べられない②：食欲不振】・・・・・・・・・・・・・・・・・・・・・・・・・・・・・・・・ 148

第Ⅴ章　精神症状についての質問

1. もう少しよく眠れたほうがよいですか？【不眠】・・・・・・・・・・・・・・・・・ 154
2. 眠気は嫌な眠気ですか？【眠気】・・・・・・・・・・・・・・・・・・・・・・・・・・・・・ 160
3. 普段の様子と今の様子は違いますか？【せん妄】・・・・・・・・・・・・・・・・・ 167
4. 胸がザワザワしたり，足がソワソワしたり，じっとしていられない
   ような感じはないですか？【アカシジア】・・・・・・・・・・・・・・・・・・・・・・・ 172
5. 最近，気持ちの落ち込みはありますか？【抑うつ】・・・・・・・・・・・・・・・ 176

第Ⅵ章　鎮静についての質問

1. 最期のつらさで鎮静薬が必要になったときは，どのような対応を希
   望しますか？【元気なときから鎮静を意識する】・・・・・・・・・・・・・・・・・ 184
2. 何時頃に起きたいですか？【間欠的鎮静】・・・・・・・・・・・・・・・・・・・・・・ 189
3. 鎮静薬を使って眠ってすごす必要が出たときは，どのように対応す
   ればよいですか？【間欠的鎮静から深い持続的鎮静への移行】・・・・・・・・ 193
4. ずっと眠っていたほうがよいですか？【深い持続的鎮静】・・・・・・・・・・ 198

第Ⅷ章 ✦ 患者の意向を引き出す質問

1. 快適にすごせていますか？ 楽ですか？ ……………………………… 204
2. もう少し楽なほうがよいですか？ …………………………………… 209
3. これからこんな風にすごしたいな，という目標のようなものはありますか？ ………………………………………………………………… 212
4. もう少しここがこうなったらいいなぁ，ということはないですか？ …… 218
5. 今の体調や病状を，どんな風に感じていますか？ ………………… 221
6. 気持ちは穏やかですか？（心穏やかではないのですか？） ………… 227

付録：患者記入用アセスメントシート ………………………………… 235
索引 ……………………………………………………………………… 238

Column

「特に痛みが強くなる時間帯はありますか？」 …………………………… 27
痛みの評価に用いるスケール ………………………………………… 41
レスキュー薬の使用記録 ……………………………………………… 57
薬効を質問するタイミングは？ ……………………………………… 65
認知症患者（言葉で表現できない患者）の評価 …………………… 72
呼吸器症状の原因が痰であるとき ……………………………………… 86
腹部診察 ………………………………………………………………… 109
セルフケアとしての食事指導の落とし穴 …………………………… 113
抑うつとの鑑別は常に念頭に ………………………………………… 135
眠気を軽減するための対応 …………………………………………… 166
目標を尋ねる質問のポイント ………………………………………… 216
スピリチュアルペインについて ……………………………………… 234

第Ⅰ章
痛みについての質問

痛みの問診の流れ
（フローチャート）

A-1. どこが痛いですか？（4頁）

↓

A-2. いつ頃からですか？（10頁）

↓

持続痛の有無 ┤ **A-3.** 今，痛みはありますか？ 今の痛みはどれくらいですか？（14頁） ……▶ **細かい問診ができない場合 スケールを使用しない場合** **A-8.** 痛みに対して，お薬を調整したほうがよいですか？ 痛みに対するお薬の調整は，今のままで大丈夫ですか？ 大分つらいですか？ それとも少しになりましたか？（42頁）

↓

突出痛の有無と種類・病態 ┤

A-4. 今より痛くなることはありますか？（21頁）

↓

A-4. 動いたり，何かきっかけがありますか？（21頁）

↓

A-4. 何もしなくても突然痛くなりますか？（21頁） ⇒ **発作痛がある場合** **A-5.** 1日に何回くらいありますか？どれくらいの間続きますか？（28頁）

↓

A-4. 薬の切れ目に痛みが強くなりますか？（21頁）

↓

A-4. 痛みが出やすい時間帯はありますか？（21頁）

↓

【痛みの性状】

A-6. どのような痛みですか？（☞32頁）

↓

A-7. お薬を調整して痛みを楽にしていきますが，どのあたりを目標にしたらよいですか？（☞37頁）

↓

A-7. 今が●で，目標が▲と伺いました．お薬を増やしてみますか？（☞37頁）

↓

【レスキュー薬を使用している場合】

B-2. レスキュー薬は効きますか？
どれくらいで効いてきますか？
レスキュー薬で，眠気や便秘，使いづらいなど，お困りのことはないですか？
（☞52頁）

【薬剤についての質問】

B-1. お薬を飲むのは負担ではないですか？
飲み薬とお注射，どちらがよいかなど，ご希望はありますか？
お注射のほうがよいと思うのですが，いかがですか？
（☞48頁）

B-3. あらかじめ薬の効果を評価し，伝えることが治療に必要であると説明しておく（☞58頁）

↓

【薬の効果についての質問】

B-3. お薬を変更して，痛みは楽になりましたか？
お薬を増やして，少しでも効いた感じはありますか？
眠気は強くなっていませんか？
（☞58頁）

↓

【患者の目標を共有するための質問】

B-4. 痛みがとれたらこんなことをしたいな，という目標のようなものはありますか？（☞66頁）

痛みの問診の流れ（フローチャート）

A. 痛みの評価のための質問

1 どこが痛いですか？

? 何のための質問
　痛みの部位を確認するための質問です．

! こんなときにする質問
　痛みの問診のはじめに行います．

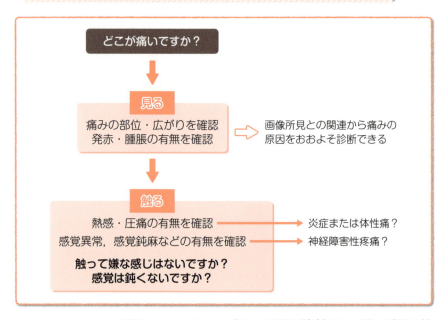

　はじめにこの質問をする理由は，**痛みの原因を診断する，最も重要な情報源が「痛みの部位」**だからです．

　今得られている画像所見の異常陰影のうち，どれが痛みの原因になっているのか知ることができますし，また新たな病巣の診断にもつながります．

　最初に痛みの部位や広がりを確認することで，痛みの原因について，おおよその目途が立ち，効率的に問診が進められます．

▼痛みの問診のはじめに①

 どこが痛いですか？

（患部を指して）このあたりです．

　痛みの部位に相当するところに画像上などで腫瘍があれば，その腫瘍が痛みの原因だとわかります．

▼痛みの問診のはじめに②

 どこが痛いですか？

（腹部をさすって）お腹のあたりが重く，ズーンと痛みます．

　痛みの部位が，腸管や肝臓といった内臓のあたりであれば，その痛みは「内臓痛」で，「非オピオイドやオピオイド鎮痛薬がよく効く痛み」と治療についても目安がつけられます．

▼痛みの問診のはじめに③

 どこが痛いですか？

（腕をさすって）ここらへんがビリビリ痛みます．

　肺尖部に腫瘍がある場合で，上肢に痛みが広がっているのであれば，腕神経叢浸潤による神経障害性疼痛と診断でき，いずれ鎮痛補助薬が必要かもしれないと予測できます．

▼痛みの問診のはじめに④

 どこが痛いですか？

ここからここまで（指し示して）が締めつけられるように痛む．

 CTを撮って痛みの原因を確認したほうがよさそうですね．

　脊椎転移などでデルマトームに沿った広がりがあれば，脊椎転移による神経障害性疼痛と診断できます．新たに画像検査を行って脊椎転移などの診断がつけば，放射線治療など早期に適切な治療を行うことができます．

A-1 どこが痛いですか？

NG!!

痛みの部位を確認せずに問診を始めるのは，NG です．部位を確認せずに痛みの問診を始めても，最終的に痛みの部位が複数箇所あった場合に，また元に戻って，部位ごとに問診をしなければならなくなり，二度手間になってしまうからです．

▼ 痛みの部位を確認せず問診を始めてしまうと……

　痛みはどうですか？

　もう何とかしてくれっていう感じです．

　痛みはどんな感じですか？

　ビリビリ，針で刺されるとか，あとはズキズキとか，そのときによっていろいろです．

　痛みはいつ頃からですか？

　そうねえ，年末あたりからかな，つらくなったのは．

　もう何とかしてくれっておっしゃいましたが，数字でいうとどれくらいですか？

　胸は6か7で，腰は4か5くらいかな．今はね．大体は胸がつらいんですけど，ときたま腰のほうが10になることもあるね．

　胸と腰と2ヵ所に痛みがあるのですね．

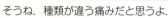　アリャ〜！ 痛いのは1ヵ所じゃなかったんだ！ 各々の部位について，もう一度はじめからやり直しだわ．

そうね．種類が違う痛みだと思うよ．

　それでは，まず胸のほうから教えてください．胸の痛みはどんな感じですか？

　胸はビリビリとか，針で刺される感じ．

　それはいつ頃からですか？

　昨年の10月に胸の手術をしたんですよ．その後からだね．どんどん強くなってきてるね．

関連する質問とその後の対応

「どこが痛みますか？」と質問すると，ほとんどの患者は，痛みの部位を触って指示してくれます．そこで，その部分の衣服をとって，**直接「見て，触る」**のです．見て触るのは一瞬です．にもかかわらず，その一瞬で痛みの原因についての多くの情報が得られるのです．

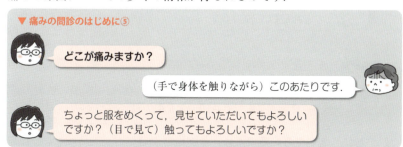

▼ 痛みの問診のはじめに⑤

視診で発赤や腫脹があったり，触って熱感があれば，局所の炎症があります．抗炎症作用のあるNSAIDsや副腎皮質ステロイドが鎮痛に有効な可能性があります．ただし，NSAIDsとステロイドを使用するかどうかは，副作用にも留意して検討します．

さらに，**「触って嫌な感じはしないか」「感覚が鈍くないか」**を確認します．触って嫌な感じや痛み（アロディニア），感覚鈍麻などの感覚異常があるなら，神経障害性疼痛を疑うことができます．鎮痛薬だけで鎮痛が得られないようであれば，鎮痛補助薬が有効な可能性があります．

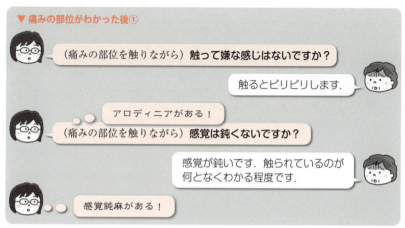

▼ 痛みの部位がわかった後①

加えて，**「押して痛くないか」**を確認します．圧痛があれば，体性痛または局所の炎症を疑うことができます．圧痛がある場合には，痛みの部位に圧力がかかりにくい工夫や環境調整ができないか検討します．

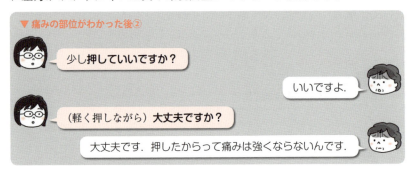

　特に，著明なるい痩のため，骨突出部が硬いベッドマットなどに当たって痛い場合なども，触ってみると痛みの原因がすぐにそれとわかります．マットレスの工夫で除圧を図ります．

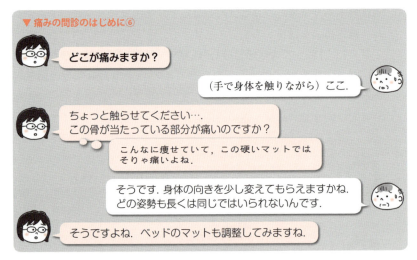

NG!!
痛みの部位を見ずに薬の調整をしても，上手くいきません．
　坐位になると痛く，薬は効かない患者．ある日，痛みの部位を見てみたところ，坐位になるとストマの縁が皮膚に押しつけられて痛かったことに気づく，ということがありました．私たちが見るのは一瞬，鎮痛できなくて患者がつらいのは数日…．つくづく，「見る」ことの大切さを学びました．

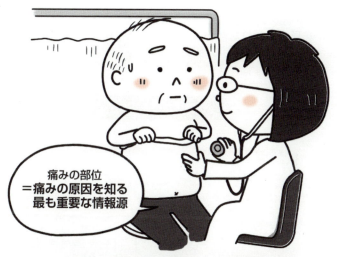

痛みの部位
＝痛みの原因を知る
最も重要な情報源

まず痛みの部位を確認し，見て触る！

A-1　どこが痛いですか？

A. 痛みの評価のための質問

2 いつ頃からですか？

？ 何のための質問

この質問により，痛みががん自体によるものなのか，非がんによるものかの確認がしやすくなります．また，骨折など外傷機転がないかなどの確認にも役立ちます．

！ こんなときにする質問

問診の始めのほうに質問するのがポイントです．筆者は，痛みの部位を見て，触りながら（☞第Ⅰ章-A-1），「これはいつからですか？」と質問してしまいます．

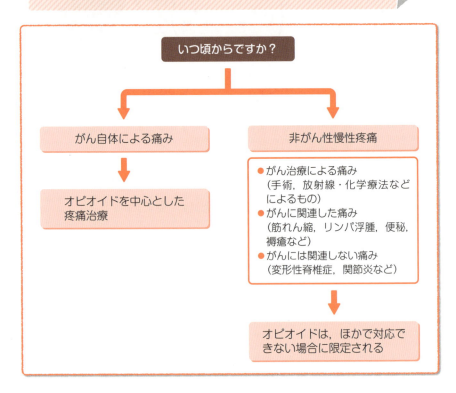

始めのほうに質問するとよい理由は，**痛みの原因が，がんそのものによる痛みなのか，非がんによるものなのか確認できる**ためです．さらに「転んでポキっと音がしてから」「重いものを持ち上げてから」など，外傷機転がある場合には，それだけで骨折の痛みを疑って診察を進めることができます．

　さらに，術後から痛みが出ていれば術後疼痛症候群，化学療法投与数日後からであれば，化学療法による末梢神経障害であることがわかり，いずれの場合も「非がん性慢性疼痛」として治療方針を立てることになります．

どこが痛みますか？（痛みの部位を見て触りながら）
この痛みはいつ頃からですか？

先月から軽い痛みがあったのですが，先週からだんだんと強くなってきました．

きっかけがなく，痛みが最近徐々に強くなってきているから，がん自体による痛みが強く疑われるな！

どこが痛みますか？　この痛みはいつからですか？

先週，重い荷物を運んだ翌日から痛いんです．

骨転移があるから，荷重による病的骨折や脊髄圧迫など生じていないか，診察を進めなくっちゃ！

どこが痛みますか？　これはいつからですか？

手術の後から痛むようになりました．

術後疼痛症候群（非がん性慢性疼痛）を疑って問診をしなくっちゃ！

どこが痛みますか？　これはいつからですか？

抗がん剤が始まってからです．

化学療法による末梢神経障害（非がん性慢性疼痛）も念頭に置いて問診しよう．

NG!!
　がんによる痛みだと思って問診を進めていたのに，最後に，「ところで，これはいつからですか？」と質問したら，「20年来の腰の痛みです」「10年前に手術した後からずっと同じです」．このようなことがあると，この質問を始めにしておくことの意義がわかると思います．

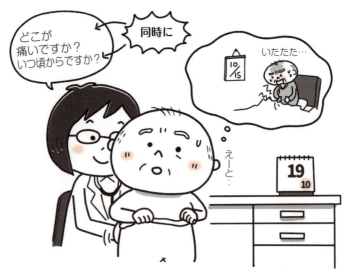

痛みの部位を確認しながら，痛みの始まりを聞いてしまうのだ！

その後の対応

「がん疼痛」か、「非がん性慢性疼痛」かにより、治療方針は大きく異なります（表1）．

がんそのものによる痛みであれば、オピオイド、レスキュー薬を含めた鎮痛薬を積極的に用いて鎮痛を図ります．一方、がん治療による痛みやがんとは関連のない痛み（非がん性慢性疼痛）では、オピオイドは他に手段がない場合に限定して使用し、レスキュー薬も勧められません．手術、化学療法や放射線治療による痛みの多くは、末梢神経障害であり、治療は非がん性慢性痛や神経障害性疼痛に準じた治療が適応となります．

表1　がん疼痛と非がん性慢性疼痛のオピオイド治療

	がん疼痛	非がん性慢性疼痛*
適応	中等度以上の痛みがあれば、早期にオピオイドを導入する	オピオイド以外に手段がない場合に限定される
目的	痛みの緩和	QOLの改善
使用方法	痛みが緩和されるまで、十分増量する	モルヒネ経口換算で120 mg/日以上は、専門医に相談する
レスキュー薬として速放性製剤の使用	推奨される	一般的には推奨されない

*慢性疼痛は、国際疼痛学会の分類で「治療に必要とされる期間を超えているにもかかわらず持続する痛み」と定義され、一般的に持続期間は3ヵ月以上とされている．

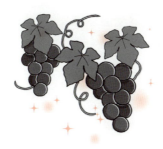

A. 痛みの評価のための質問

3 今，痛みはありますか？
今の痛みはどれくらいですか？

? 何のための質問
　持続痛の有無を見極めるための質問です．

! こんなときにする質問
　痛みの部位と始まりについて質問（☞第Ⅰ章-A-1, 2）をした後，いざ，問診を痛みの部位ごとに進めていきます．その際にこの「今，痛みはありますか？」あるいは「（スケールを使用して）今の痛みはどれくらいですか？」という質問から始めるのです．

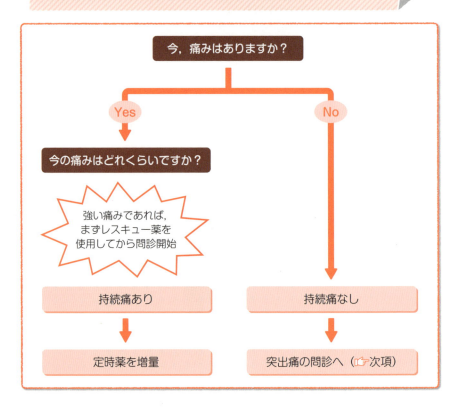

痛みの部位が複数ある場合には，部位ごとに症状の詳細や原因が異なるため，「ひとつひとつ順番に教えてください」と部位ごとに問診を進めていきます．この質問を問診の初期に行うとよい理由は，2つです．

■理由①：痛みのパターンがすんなりわかり，その後の問診が円滑になる

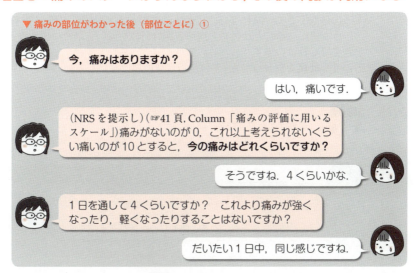

このような場合は，**持続痛である**ことがわかります．

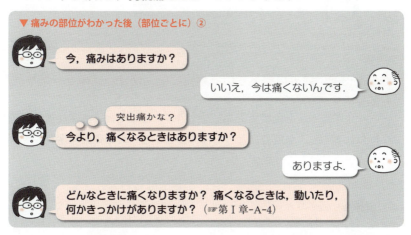

このように「**今は痛くない**」という返答であれば，痛みは持続痛ではなく**突出痛である**可能性が高いでしょう．この場合は，「痛くなるのは，動

いたり何かきっかけがあるのか？」「どんなときに痛くなるのか？」という質問を続けていくと（☞第Ⅰ章-A-4），突出痛の種類と病態の見極めにつながります．

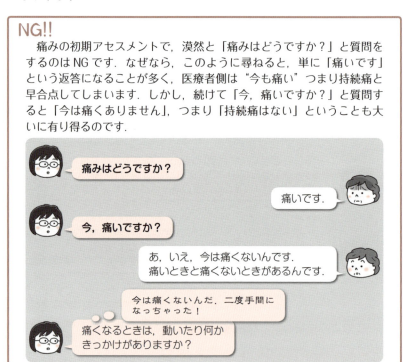

■理由②：強い痛みに耐えている場合には，まずレスキュー薬を使用してから問診を始めることができる

　レスキュー薬を使用することで，患者にとっては**「迅速な苦痛緩和」**が得られますし，医療者にとっては**「レスキュー薬の効果判定」**ができるので，一石二鳥となります．

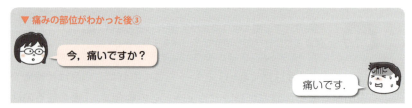

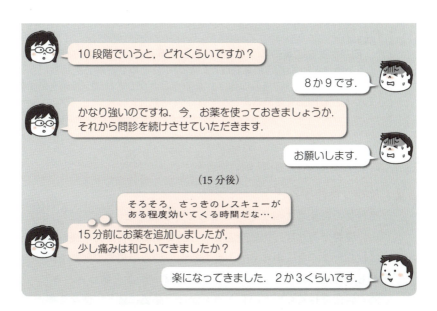

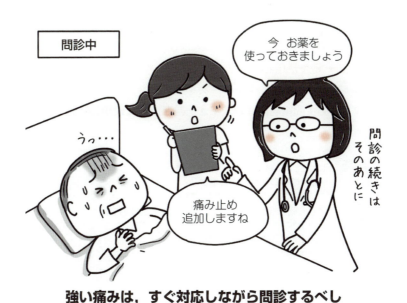

強い痛みは，すぐ対応しながら問診するべし

A-3 今，痛みはありますか？ 今の痛みはどれくらいですか？

> **NG!!**
> 問診が進んだ後のほうで,強い痛みであることが判明した場合には,「強い痛みに耐えて問診を受けていたのか」と申し訳ない気持ちになります.最初に「今の痛みの強さ」を知ることができれば,苦痛を最小限にしながら問診を進めることができるのです.

そのときの患者の様子は？

■ 楽な姿勢で問診する

患者に一番楽な姿勢をとってもらって質問しないと意味がありません.つらい姿勢であれば,体動時痛などを誘発するので,持続痛の有無の確認には役立たなくなるからです.もちろん,つらい姿勢で問診を続けることそのものを避けたいということもあります.問診を始めるときに,**「楽な姿勢で診察させてください」**と声をかけ,必要に応じて楽な姿勢がとれるよう援助しましょう.

　○○さん.緩和ケア科の余宮です.**楽な姿勢で診察させてください.**

座っているのは楽ですから,大丈夫です.　

■ レスキュー薬を使用した時間を確認しておく

ちょうど問診前にレスキュー薬を使用したために,痛みがない場合もあるので,必ず**問診前に「レスキュー薬を最後に使用した時刻」**を確認しましょう.

　(看護師に対して)**レスキュー薬は,最後はいつ使用しましたか？**

今朝の4時に使ったのが最後で,あとは日中使っていません.　

　では,もう6時間は間が空いているのですね.

このような状況がわかっていれば,「レスキュー薬の影響のない状態での痛みの評価」ということになります.

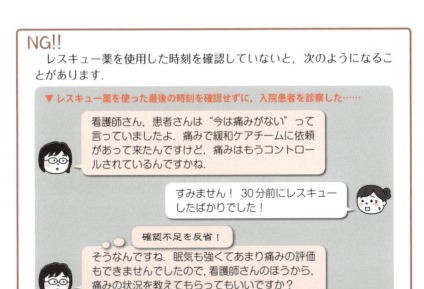

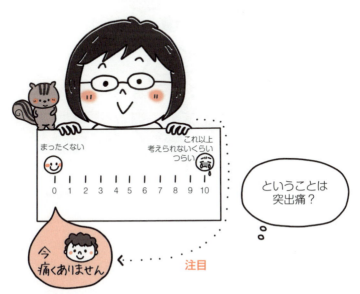

まず「今の痛み」を確認！ 「今」から問診を広げるイメージで！

A-3 今，痛みはありますか？ 今の痛みはどれくらいですか？

その後の対応

　持続痛の有無によって治療方針が分かれます．
　「今，痛みがある」，つまり持続痛があれば，眠気が許容できるまでオピオイドを増量します．「今は痛くないが，痛くなるときがある」，つまり持続痛がほとんどなく，突出痛が中心となっている痛みの場合，漫然とオピオイドを増量すると，眠気，せん妄などの副作用が問題となり，かえってQOL が低下します．
　このように，**「今，痛いかどうか」はオピオイドを増量するか否かの重要な判断材料になる**のです．

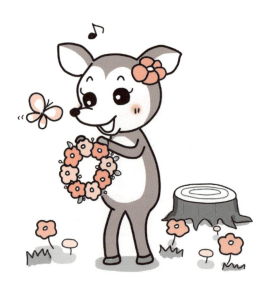

A. 痛みの評価のための質問

4 今より痛くなることはありますか？

? 何のための質問
突出痛の有無・種類や痛みの病態を見極めるための質問です．

! こんなときにする質問
持続痛の有無の確認（☞第Ⅰ章-A-3）に続き，質問します．
「痛みが今より強くなるときがある」「ときどき，レスキュー薬を使用している」，すなわち突出痛がある場合，あるいは夜間痛など時間によって痛みが増強する場合に質問します．

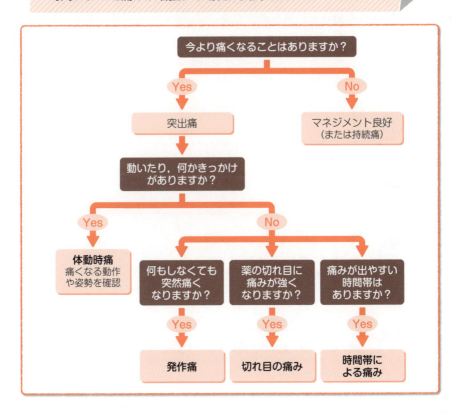

突出痛は，①予測できる突出痛（主に体動時痛），②予測できない突出痛（主に発作痛），③定期鎮痛薬の切れ目の痛みの3つに大別できます．このうち，③定期鎮痛薬の切れ目の痛みは，薬の切れ目に痛みが出てくるので，実は持続痛の一種です．したがって，①予測できる突出痛と，②予測できない突出痛が「狭義の突出痛」ということになります．

　具体的には，「今，痛みはありますか？」と尋ねて持続痛の有無を確認した後，「今より痛くなることはありますか？」と突出痛の有無を尋ねます．今より痛くなることがある場合に，「痛くなるときは，動いたり何かきっかけはありますか？」と質問します．動くなどきっかけがある場合には，①予測できる突出痛（主に体動時痛）です．そして，きっかけがなく痛みが強くなるのであれば，「何もしなくても突然痛くなりますか？」と質問します．Yesであれば，②予測できない突出痛（主に発作痛）です．

　また，「薬の切れ目に痛みが増強するようなことはないですか？」と尋ねて，③薬の切れ目に痛みが強くなっていないかを確認します．さらに，「痛みが出やすい時間帯はありますか？」と質問してみると，夜間に痛みが強くなる，明け方動き始めに痛みが出るなど，痛みの波を的確に捉えることができます．

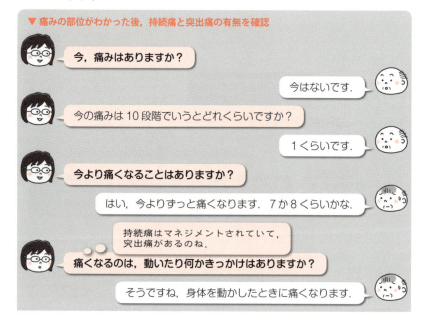

▼ 痛みの部位がわかった後，持続痛と突出痛の有無を確認

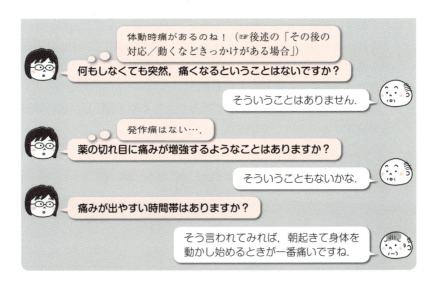

　このように，骨転移の体動時痛のある患者では，朝起きて身体を動かし始めるときに最も強い痛みが生じることがあります．この場合には，朝起きたらすぐ枕元のレスキュー薬を使用して，効果が出る頃合いを見計らって動き始める，といった対応が有用なことがあります．

その後の対応

■動くなどきっかけがある場合

　痛みが予測できるので，予防的にレスキュー薬を使用します．そして，同時に痛みを起こさないで済む治療やケアを検討しましょう．
　骨転移による体動時痛であれば，放射線治療の適応について検討します．
　「トイレに行くと痛い」ということであれば，ベッドからトイレまでの移動動作のどの動作が痛いのか，起き上がりか，立ち上がりか，坐位か立位か，歩行か，排泄動作時の前屈姿勢か，あるいは排尿時の痛みはないか，など**痛みが出るきっかけを同定**します．
　椅子やベッドから立ち上がる瞬間だけ痛いのであれば，坐面を上げることで解消できることがあります．脊椎転移のため，しばらく坐位や立位を保持していると「胸部や腹部が帯で締めつけられたような痛み」が生じる場合には，背もたれやアームレスト，コルセットなどにより脊椎への免荷で対処できることもあります．また，膀胱がん，大腸がん，骨盤部腫瘍な

どが仙骨に進展すると，殿部に圧痛やアロディニアが生じ，固い便座に座ると強い殿部痛を生じることがあります．その結果，「トイレに座ることが一番つらい」という訴えになるのですが，便座用の除圧クッションを敷くことで対応できることがあります．

このように，**どの動作や姿勢で痛みが生じるのか同定し，適切な対応方法を検討する**ようにしましょう．

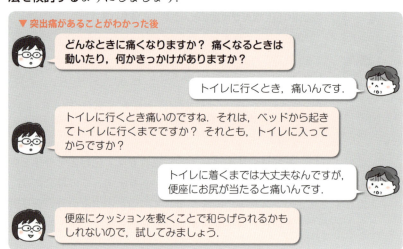

■ 何もしなくても突然痛くなる場合

これは発作痛であることが多いので，発作痛の対応を検討しましょう（☞第Ⅰ章-A-5）．

■ 薬の切れ目に痛くなる場合

切れ目といっても，**どの薬剤の切れ目かを考える必要があります**．オピオイド鎮痛薬の切れ目なのか，オピオイド以外の薬剤，すなわち非ステロイド抗炎症薬（NSAIDs）やアセトアミノフェン，鎮痛補助薬の切れ目の痛みなのか．オピオイドは定刻に使用するのに対して，オピオイド以外の鎮痛薬は，食後1日3回など，服用する時間がずれやすいので，痛くなる時間を薬の服用時間と作用時間との関係から考える必要があります．そして，効果が切れてくる薬剤が増量できれば増量します．

特に注意が必要なのは，NSAIDsです．NSAIDsは薬剤によって作用時

間の長短があり，繁用されているロキソプロフェンなどは作用時間が短いので，しばしば切れ目に痛みが強くなります．しかし，切れ目の時間が長いので，切れ目の痛みだと認識されにくく注意が必要です．ロキソプロフェンを服用するとすーっと楽になるという評価ができれば，**「ロキソプロフェンを飲んで何時間後くらいに痛くなりますか？」**と質問することで同薬剤の切れ目の痛みかどうかがわかります．この場合，半減期の長いNSAIDsに変更することで，鎮痛が得られることも多く経験します．もちろん，NSAIDsにこだわらずにオピオイドの利用を検討するのもよいでしょう．

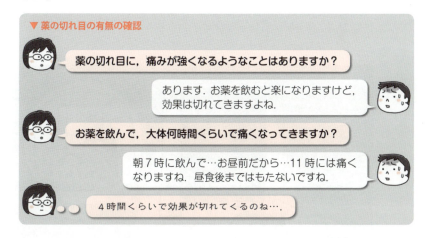

■ 時間帯により痛みが強くなる場合

　　レスキュー薬の使用が集中している時間帯があれば，その時間帯に痛みが増強している可能性があります．

　　日中は1～2回程度しかレスキュー薬を使用していないのに，夜は2時間おきなど，レスキュー回数が多いようであれば，夜の時間帯に痛みが強くなるのかどうかを尋ねてみましょう．

　　痛くなる時間帯が同定できれば，治療方針は見えてきます．その時間帯の少し前に，予防的にレスキュー薬を使用する，痛くなる時間帯は鎮痛薬を多めに投与する，夜間であれば睡眠マネジメントを図る，などの対応をすることができます．

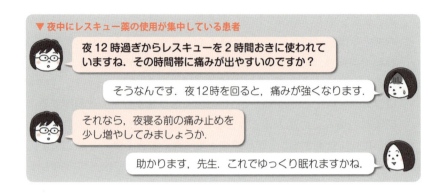

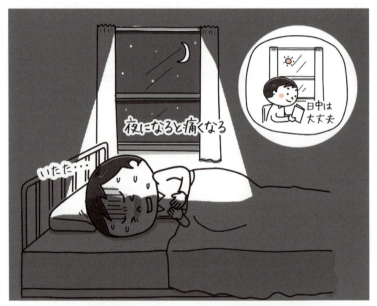

どんな突出痛かな？　それが解決策に直結！

Column
「特に痛みが強くなる時間帯はありますか？」

　ときどき，「夜間のみ」，あるいは「明け方から午前中にのみ」，強い痛みが出現する患者に出会います．それ以外の時間帯は，自然に痛みが和らぎ，ケロッとしていて，痛い時間帯とそうでない時間帯の痛みの強さの差が大きいので，筆者も驚くほどです．このような場合には，痛い時間帯を同定し，その時間帯に鎮痛薬が効くように調整をする必要があります．「1日のレスキュー回数が多いから1日を通して鎮痛薬をベースアップ！」した結果，傾眠になってQOLを低下させてしまう例を見かけます．痛みが強くなる時間帯がないか，きちんと質問して評価できれば，このようなことは避けられます．

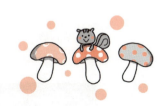

A. 痛みの評価のための質問

5　1日に何回くらいありますか？

❓ 何のための質問
発作痛の頻度を知るための質問です．ときどきの場合と頻繁に生じる場合とでは，治療の方向性が異なってくるためです．

❗ こんなときにする質問
「何もしなくても突然痛くなりますか？」と尋ね（☞第Ⅰ章-A-4），「Yes」の場合，すなわち，何もしなくても突然痛くなる，いわゆる発作痛があることがわかったときに質問します．

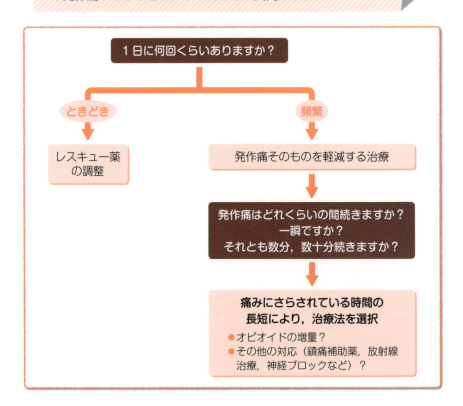

この質問に対する返答は，2つのパターン（「ときどき」と「頻繁」）に分かれます．いずれのパターンでも，その後さらに，**「痛みはどれくらいの間続きますか？」「一瞬ですか？　それとも数分，数十分続きますか？」**と質問します．それにより，1日のうち痛みにさらされている時間がどれくらいか目安がつき，対応方法の検討に役立ちます．

■ときどき発作痛がある場合

　1日に1～4回程度，発作痛がまったくない日もあるなど，レスキュー薬で対応ができそうなパターンです．患者がレスキュー薬などで対処できており満足していれば，このままでもよいでしょう．

　一方，レスキュー薬が十分効かない，あるいは効いてくるまで時間がかかってつらい，ということであれば，**レスキュー薬を調整する必要があります**．もちろん，**発作痛そのものを軽減する集学的な治療**を併せて行うことができればそれに越したことはありません．

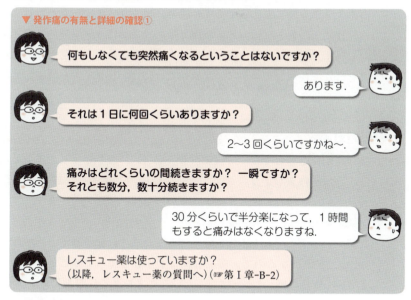

▼発作痛の有無と詳細の確認①
- 何もしなくても突然痛くなるということはないですか？
- あります．
- それは1日に何回くらいありますか？
- 2～3回くらいですかね～．
- 痛みはどれくらいの間続きますか？　一瞬ですか？　それとも数分，数十分続きますか？
- 30分くらいで半分楽になって，1時間もすると痛みはなくなりますね．
- レスキュー薬は使っていますか？
（以降，レスキュー薬の質問へ）（☞第Ⅰ章-B-2）

■頻繁に発作痛がある場合

　1日10回以上，1～2時間に1回以上起こるなど，頻繁に発作痛が生じるパターンです．一瞬の痛みが，頻繁に起こる場合には，**発作痛そのもの**

を軽減する集学的な治療（発作痛の頻度を減らし，たとえ発作痛が起こっても疼痛強度が軽くなるような治療）を行います．

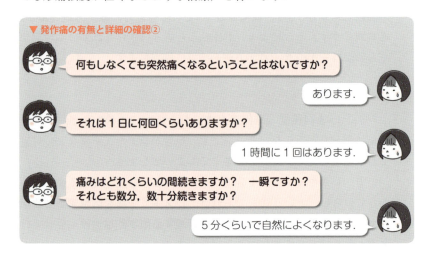

▼発作痛の有無と詳細の確認②

― 何もしなくても突然痛くなるということはないですか？
― あります．
― それは1日に何回くらいありますか？
― 1時間に1回はあります．
― 痛みはどれくらいの間続きますか？ 一瞬ですか？ それとも数分，数十分続きますか？
― 5分くらいで自然によくなります．

　このように頻繁に生じる発作痛の場合には，レスキュー薬での対応よりも，発作痛そのものを和らげる鎮痛対策，代表的には**鎮痛補助薬の工夫**を検討します．筆者は，発作痛がある場合の鎮痛補助薬としてクロナゼパムなどを好んで使用しています．眠気がなければオピオイドを増量してみてもよいでしょう．

その後の対応

　発作痛がある場合でも，持続痛がない場合に，漫然とオピオイドを増量することは避けましょう．

　持続痛がない場合には，オピオイドの増量は，慎重に行います．

　一瞬の痛みでも，それが強い痛みだと，患者は「いつ，痛みが襲ってくるか怖い」と不安で夜も不眠に陥ってしまいます．そうなると，全般的に「つらい」状態になるので，医療者側はよかれと思ってオピオイドを増量しますが，その結果，せん妄になるということをよく見聞きします．なぜ，せん妄になるかというと，強い痛みであってもそれは「一瞬，数秒〜数分しか続かない」ので，1日24時間のうち痛い時間は数十分〜数時間に満たないのです．そのため，痛みのない大部分の時間にオピオイドが過量投与になるというわけです．

このように，患者が発作痛にさらされている時間の長さを知ることは，適切なオピオイドの増減量を知るのに大切な作業になるのです．
　対応方法としては，大体，以下のように行うことが多いです．
① 痛みにさらされている時間が比較的長く（1時間以上続く発作痛が1日3～4回以上生じるなど），かつ眠気もなければ，オピオイドを増量して様子をみます．
② 痛みにさらされている時間が短い場合，あるいはすでに眠気がある場合には，鎮痛補助薬などオピオイド増量以外の対応を優先します．発作痛の原因・病態によっては，放射線治療や神経ブロックなどを検討すべきときもあるでしょう．

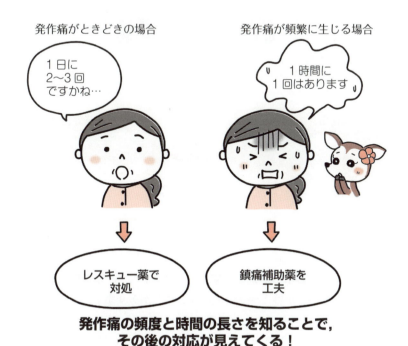

発作痛の頻度と時間の長さを知ることで，
その後の対応が見えてくる！

A. 痛みの評価のための質問

6 どのような痛みですか？

> **? 何のための質問**
> 痛みの病態（体性痛，内臓痛，神経障害性疼痛）を推測するための質問です．
>
> **! こんなときにする質問**
> 痛みの問診中，いつ質問しても構いません．大切なことは，痛みの部位ごとに尋ねることです．部位ごとに原因や病態は異なる可能性があるからです．

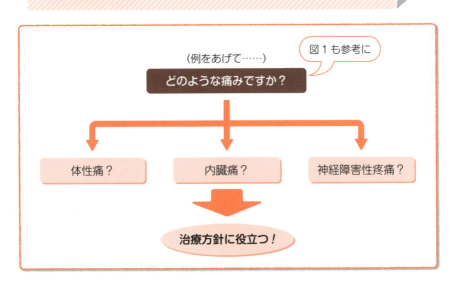

■ 例をあげて質問する

患者に「どのような痛みですか？」と尋ねても，「表現するのがむずかしい」となかなか答えが返ってこないことがあります．そういう場面に備えて，「痛みはズキズキとか，鈍いとか，ビリビリとか，どんな感じの痛みでしょうか？」と例をあげて質問すると，患者も表現しやすくなります．

筆者は，最初から痛みの性状の表（図1）を患者に見せながら**「どのような痛みですか？」**と尋ねています．

鋭い	ズキズキ	脈打つような（ズキンズキン）		⎫ 体性痛
ヒリヒリ	しみるような			
鈍い	**重い**	**ズーン**	**ギューッ**	⎫ 内臓痛
圧迫されたような				
電気が走るような（ビリビリ）	キリキリ	ジンジン		⎫
ビーンと走るような	正座をした後のしびれるような			
締めつけられるような	針で刺すような	チクチク		神経障害性疼痛
チリチリ	ビリビリ	引きつるような	突っ張るような	
焼けるような				⎭
こるような	**筋肉がけいれんするような**			⎫ 筋れん縮による痛み

図1　痛みの性状の表

痛みの性状と痛みの種類は必ずしも一致しないが，1つの目安になる．このような表を提示すると，患者は答えやすく効率的に痛みの性状を把握できる．

（余宮きのみ：ここが知りたかった緩和ケア，増補版，南江堂，東京，p80，2016 より）

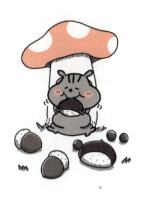

■ 性状を質問する意味

　痛みの性状を知ることが，痛みの病態診断に役立ちます．特に神経障害性疼痛の診断においては，痛みの性状が重要です．体性痛では，「ズキズキ」「刺すような」など，鋭い痛みが特徴的です．それは，皮膚，軟部組織，骨といった体性組織には，鋭い痛みを伝える Aδ 線維が多く分布しているからです．同様に，内臓痛では「重い」「圧迫されるような」など鈍い痛みが多いとされています．それは内臓には，鈍い痛みを伝える C 線維が比較的多く分布しているからです．

　もちろん，体性組織，内臓の双方に，Aδ，C 線維の両方が分布しているため，体性痛なのに鈍い痛みであったり，内臓痛なのに鋭い痛みであることもあります．加えて，がん疼痛では，体性痛，内臓痛，神経障害性疼痛が混在していることが多いため，性状のみからすぐさま病態がわかる，ということではありません．しかし，**性状が病態を知るためのヒントとなり，治療方針が大きく転換することがあります**．

▼ 肺がん患者，化学療法で通院中，1ヵ月前から痛みが出現し鎮痛薬が処方されたがよくならないため，緩和ケア外来に紹介された

痛みの場所はどちらですか？　見せていただけますか？

右の太ももです．でも他で診てもらったら，脚の骨はレントゲンで何ともないって言われました．何でこんなに痛いんでしょう．

（ツールを見せながら）ここにサンプルがあるんですが，どのような感じの痛みですか？

う〜んと…そうですねぇ…**ビリビリ，ときどきズキンって電気が走るような痛み**もあります．

ちょっと触らせていただいてもよろしいでしょうか．（実際に右の太ももを触って）触って感覚が鈍いとか嫌な感じがするとかはないですか？

少し感覚が鈍いですね〜．

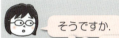

そうですか.

神経障害性疼痛だな！ デルマトームからすると下位胸椎〜腰椎転移に転移があるかもしれない！

痛みの原因がわかることで一番よい対応ができると思いますので，MRI検査をさせていただいてよろしいでしょうか．

(その後のMRI検査にて，上部腰椎転移が新たに見つかり，放射線治療が開始となった)

このように，痛みの性状を質問することは，痛みの病態を類推するのに簡便でありながら大いに役立つのです．

■ 経時的に評価する

さらに，**経時的に性状を評価することで，病態の変化を早期にキャッチすることができます**．

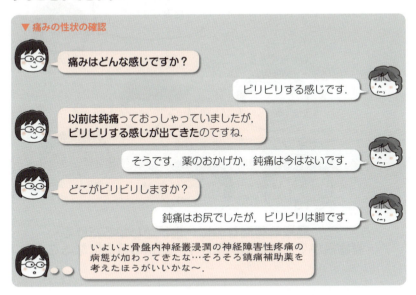

▼ 痛みの性状の確認

痛みはどんな感じですか？

ビリビリする感じです．

以前は鈍痛っておっしゃっていましたが，ビリビリする感じが出てきたのですね．

そうです．薬のおかげか，鈍痛は今はないです．

どこがビリビリしますか？

鈍痛はお尻でしたが，ビリビリは脚です．

いよいよ骨盤内神経叢浸潤の神経障害性疼痛の病態が加わってきたな…そろそろ鎮痛補助薬を考えたほうがいいかな〜．

この例では，以前にはなかった性状をキャッチすることで，神経障害性疼痛を念頭に置いた治療を早期に検討することができました．このように，性状を経時的に評価することで，次の一手を考える参考になるのです．

■ 痛みの病態が混在しているときにも質問！

　たとえば，痛みの部位が「乳がんの自壊部」で，画像上，皮膚から胸壁まで浸潤がみられる場合，**複数の病態が混在**していることが想定されます．今，鎮痛の標的にすべきなのは，**皮膚浸潤による体性痛**なのか，**胸膜浸潤による内臓痛**なのか，**肋間神経浸潤による神経障害性疼痛**なのか，いずれなのか判断が必要になります．一番簡便なのが，性状を質問することです．ズキズキするのであれば体性痛，鈍痛であれば内臓痛の可能性が高いので鎮痛薬を調整することになります．ビリビリするなどであれば神経障害性疼痛が問題となっているので，鎮痛薬だけでなく鎮痛補助薬も念頭に置いて作戦を立てる，といった具合です．

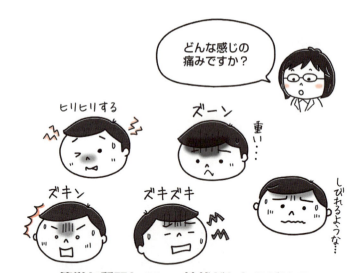

簡単な質問なのに…性状がわかるだけで
鎮痛薬か？　鎮痛補助薬か？　選択の目安になることも！

A. 痛みの評価のための質問

7 お薬を調整して痛みを楽にしていきますが，どのあたりを目標にしたらよいですか？

何のための質問

今の疼痛強度と目標の疼痛強度のギャップを知り，真の苦しみの度合いを知るための質問です．鎮痛薬の増量幅を検討する材料になります．また鎮痛対策の緊急度もキャッチできます．

こんなときにする質問

疼痛強度を尋ねるときに質問します．併せて目標となる疼痛強度も尋ねることがポイントです．

お薬を調整して痛みを楽にしていきますが，どのあたりを目標にしたらよいですか？
↓
現状と目標の差 ⇒ 苦痛の大きさ
（増量幅の検討材料になる）
↓
今が○で，目標が△と伺いました
お薬を増やしてみますか？

- 疼痛スケールの理解が適切か
- 症状に対する余裕度・緊急度 ｝ キャッチできる！
- 薬剤に対する抵抗感・不安

具体的には，「今，（NRS で）●と伺いました．薬を使って痛みを和らげていきますが，どのあたりを目標にしたらよいでしょうか？」というように質問します．

▼ NRS 上の目標を確認

今，NRS で 6 と伺いました．薬を使って痛みを和らげていきますが，どのあたりを目標にしたらよいでしょう？

5 くらいでよいです．

5，でよいのですか？

あまり薬を使いたくないのです．とりあえず，薬を少しだけ増やしてもらって，様子をみたいです．

わかりました，では，ゆっくり様子をみていきましょう．

　現状の疼痛強度だけを質問するだけでは，不十分なだけでなく，まったく意味をなさないことがあります．

　上記のように質問して，今が「NRS 6」で，目標が「NRS 5」の場合と「NRS 1」の場合とでは，おのずと対応も異なってきます．目標が NRS 5 という返答の場合には，**「NRS 5 でよいのですか？」**とさらに質問してみましょう．すると，NRS 5 と答えた理由を知ることができます．意味をなさない場合としては，「5 がちょうど真ん中であるため」「5 を本来の 0 と勘違いしている」ということがあり，この場合には，もう一度 NRS の説明をきちんと行う必要があります．このように，NRS をきちんと使ううえでも目標を尋ねておくことは重要なのです．

　また，持続痛と突出痛とで疼痛強度が異なる場合には，それぞれの目標について尋ねます．

▼ 持続痛と突出痛の両方あることがわかった患者

今，持続的な痛みは（NRS で）3 で，ときどき発作的に 7 の痛みが出る伺いました．薬を使って痛みを和らげていきますが，どのあたりを目標にしたらよいでしょう？

痛みが強くならないで，3 が続いてくれるといいんですよね．普段はこれくらいで大丈夫です．

発作的な痛みが出ないようにお薬を調整するのがよいのですね．

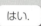
はい．

わかりました．それでは，発作的な痛みが治まるようにお薬を調整していきますね．

関連する質問とその後の対応

　たとえ今と目標の疼痛強度のギャップがあったとしても，患者が薬剤での対応を希望しているとは限らないのが臨床です．

　今「NRS 3」で，目標は「NRS 0」と，今と目標にギャップがあるので，**「薬を増やしましょうか」**と提案すると，「今は大丈夫です．もう少しこのままで様子をみたいです」ということもよくあります．その理由は，放射線治療による鎮痛に期待をしている場合や，薬にできるだけ頼りたくないなど，さまざまです．いずれにしてもその気持ちを理解したうえでの対応が重要になります．

▼今と目標の疼痛強度にギャップがあることがわかったが……

 今，（NRSで）4で，目標が2と伺いました．今飲んでいる朝晩の薬を少し増やしてみましょうか．

 う～ん，まだいいかな～．4っていっても楽な4なのよね．2は理想．

 お薬を増やすのに何か気がかりなことがありますか？

 今までもずっと飲んでた薬だから，特にはないんだけど，増やすときはいつもちょっと不安なんですよね．最初眠気が出ますよね…まあ眠くなっても困ることはないんですけど…慣れるし．

 薬を増やすのが何となく不安なんですね．わかりました．それでは，もうすこし今のまま様子をみましょうか．増やし方も，夜だけ増やすとかできるので，そうした方法で○○さんのペースで少しずつ相談しながらやっていきましょうか．

 夜だけ増やすとかできるんですか．それなら今晩やってみようかな．それで少しでも楽になればいいですもんね．

　このように**「薬を増やすかどうか」**という質問は，NRSなどの疼痛強度では測れない**症状に対する余裕や緊急度を測ることができ**，これが適切

な薬の調整に役立ちます．また，薬に対する抵抗感や不安も知ることができ，適切な理解を促すきっかけにもなります．たとえ今回，患者の意向により薬の調整に至らなくても，適切な説明を前もってしておくことで，今後苦痛が増した際に患者にとっての安心につながります．

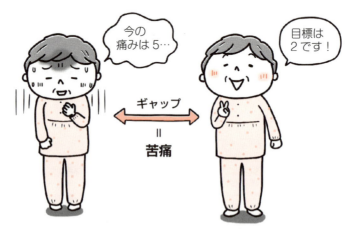

苦痛とは「今」と「目標」の差… これを和らげるべし！

Column
痛みの評価に用いるスケール

　NRS（Numerical Rating Scale）は痛みの強さ（程度）のためのスケールです．痛みを0から10の11段階に分け，痛みがまったくないものを0，考えられる中で最悪の痛みを10として，痛みの点数を問うものです．NRSのほか，VAS（Visual Analogue Scale：100 mmの線の左端を痛みなし，右端を最悪の痛みとした場合，患者の痛みの程度を表すところに印をつけてもらう），VRS（Verbal Rating Scale：痛みなし・少し痛い・痛い・かなり痛い・耐えられないくらい痛い），FPS（Faces Pain Scale：6つの表情の顔を選んでもらう）などがあります（図1）．筆者の施設で一般に使用しているのはNRSです．NRSは，スケールを表した紙がなくても簡単に数字で聞けますので，いつでもどこでも，電話でも聞くことができます．ただし，NRSで答えるのがむずかしい患者もいますので，その場合にはFPSを使用しています（スケールで答えるのがむずかしい患者の評価は，第Ⅰ章-A-8参照）．

NRS（Numerical Rating Scale）：0〜10の11ポイント

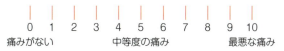

Wong-Baker Faces Pain Rating Scale

Visual Analogue Scale（VAS）：100 mmの直線上に，痛みの強さのところに印をしてもらい，0 mmからの長さを測定する

まったく痛まない　　　　　　　　　　　予測される中で最も痛い

図1　痛みの評価に用いる主なスケール

A. 痛みの評価のための質問

8 痛みに対して，お薬を調整したほうがよいですか？

? 何のための質問

患者が痛みに対して薬の調整を希望しているかどうか，あるいは痛みで困っていないかどうかを知るための質問です．薬に対する抵抗感が表出されることもあります．

! こんなときにする質問

痛みの評価が大体終わり，鎮痛薬調整の意向を知る必要があるときに質問します．特にこの質問が活きるのは，患者が細かい問診に応じたり，NRSなどで疼痛強度を答えるのが負担なときです．

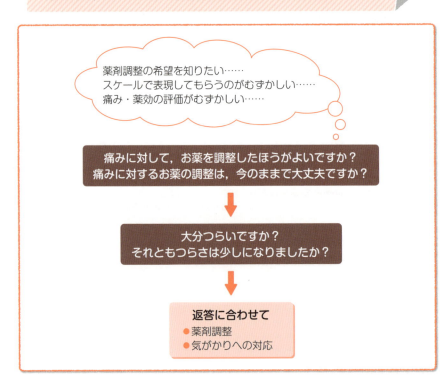

薬剤調整の希望を知りたい……
スケールで表現してもらうのがむずかしい……
痛み・薬効の評価がむずかしい……

痛みに対して，お薬を調整したほうがよいですか？
痛みに対するお薬の調整は，今のままで大丈夫ですか？

↓

大分つらいですか？
それともつらさは少しになりましたか？

↓

返答に合わせて
- 薬剤調整
- 気がかりへの対応

■ 薬剤調整の意向を知る

　痛みの評価の結果，明らかに薬剤調整を患者が希望している場合には，必ずしもこの質問をする必要はありません．「薬剤を調整したほうがよい」かどうか，患者に確認したいと思うときに質問します．

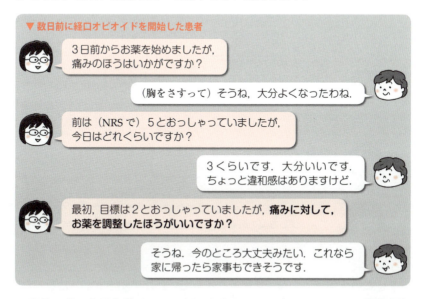

　患者の痛みを扱う際は，この例からもわかるようにスケールの数値がすべてではありません．薬剤調整をしたほうがよいかどうか**確信がもてないときには，患者に直接確認**をしてみましょう．

■ スケールで疼痛強度を答えるのが負担なときに

　スケールで疼痛強度を尋ねると，「数字で表すのはむずかしい」「またこれか～（ため息）」と言われてしまう場合，あるいは衰弱が激しいなど，患者の負担が強いときがあります．こんなときに役立つのが，この質問です．

　加えて**「まだ大分つらいですか？　それともつらさは少しになりましたか？」**などと**「調整は大幅に必要か，小幅でいいか」**のヒントとなることも聞けると，なおよいでしょう．

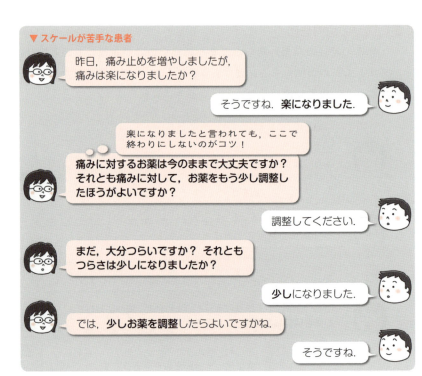

　この症例で，もしスケールで尋ねていれば「NRS 6 が 4 になったけど，目標の 2 まであと一息だから，もう少し薬の調整が必要だろうな」ということが自然に判断できます．この患者は「楽になりました」と答えているので，ともすると，ここで「あ〜満足が得られているんだ」と医療者は早合点してしまいがちです．でも，そこで**薬剤調整についての意向を質問することから，苦痛や意向をきちんとキャッチすることができる**のです．

　このほか，鎮痛効果については，**日常生活の状況を観察したり，日常生活上での変化を問う**ことから推測することができます．「眠れるようになりましたか？」「買い物に行けるようになりましたか？」など……．ただし，最終的に，**「お薬の調整についての意向を質問する」**こと抜きには，今日，薬の調整を行うかどうかを決めることはできません．そうであれば，まずは，薬の調整の意向を聞いてみるのもよいのではないでしょうか．

■ 痛みや薬効をうまく評価できないときにも

　疼痛治療を行った結果，生活している様子を観察していると明らかに痛みはよくなっているようにみえるのに「そんなに変わらない」と答えた場合にも，この質問をしてみるとよいでしょう．「少しよくなったから，今のところは様子をみたい」などと返事があれば，**今，治療変更が必要か否かを的確にキャッチ**することができます．

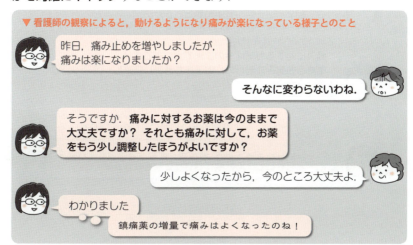

■ 薬に対する抵抗感や気がかりなことをキャッチできる

　この質問により，**鎮痛薬の増量に対する不安や抵抗感，痛み以外の心配などが表出される**ことがあります．その場合には，それぞれの気がかりについて話し合うことによって，より満足度の高い薬剤調整や気がかりへの対応を行うことができます．

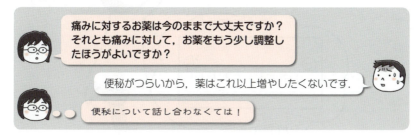

痛みに対するお薬は今のままで大丈夫ですか？それとも痛みに対して，お薬をもう少し調整したほうがよいですか？

痛み止めのせいで体力がなくなって，動けなくなってきました．減らせないの？

体力低下は鎮痛薬が原因ではないんだけどな〜．体力低下への気がかりや不安について聞かなければ！

痛みに対するお薬は今のままで大丈夫ですか？それとも痛みに対して，お薬をもう少し調整したほうがよいですか？

痛み止めを飲んでも夜眠れないんだよな．夜眠れないのがつらいのだけれど…．

不眠は痛みのため？ 鎮痛薬と睡眠薬を混同している？どちらにしても不眠について質問しなければ！

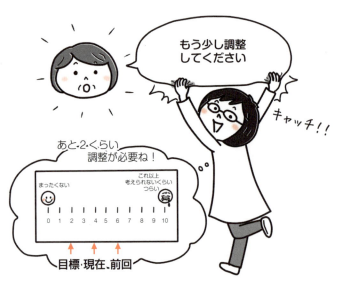

スケールが苦手でも，きちんと意向や気がかりをキャッチ！

痛みに対するお薬は今のままで大丈夫ですか？それとも痛みに対して，お薬をもう少し調整したほうがよいですか？

痛いっていうか，だるいんですよね．私がつらそうにしていると，看護師さんは痛み止め飲みましょうかって，それだけなんですよね．

だるさについて質問しなければ！

　このように，**「痛みに対して，お薬を調整したほうがよいですか？」と，薬を題材にして質問してみることで，痛み以外の気がかりが表出される**ことは少なくありません．医療者が「痛みをとろう！」とよかれと思ってやっていても，患者は「医療者にわかってもらえていない」と不安を抱えていることがあります．こうした十分に汲み取れていない患者の気がかりをキャッチできれば，この質問の意義はさらに大きくなるでしょう．

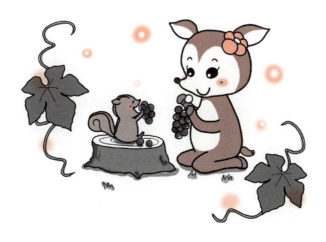

B. 痛みの治療に対する質問

1 お薬を飲むのは負担ではないですか？

? 何のための質問
　薬剤の投与経路の意向を確認するための質問です．また，内服や注射の負担感がないか，知るための質問です．

! こんなときにする質問
　患者の意向を尊重した薬剤の投与経路を選択したいときに質問します．

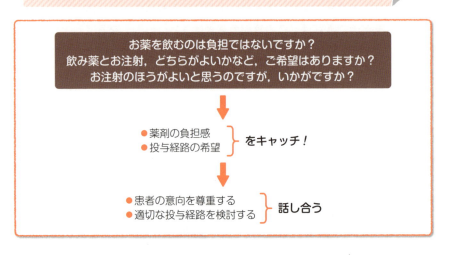

■ **内服薬の負担を確認する**

　鎮痛薬を開始，もしくは増量し，内服する薬の数が増える場合には，内服の負担について確認します．もしも負担があれば，現在服用している薬剤で整理できるものはないか検討します．

▼ 内服薬を使用している患者

お薬を飲むのは負担ではないですか？

大変です．特に朝が多くて朝はこれ以上，増やしたくないです．

わかりました．朝飲んでいる薬で，昼でもよいものは昼にしてみましょう．今回開始する痛み止めは，朝と晩ですので，飲む錠数が増えないよう工夫してみますね．

　満足が得られる治療のために，個々の患者の剤形への好みを知り，また投与経路の負担を少しでも減らすことは大切です．注意しなければならないのは，**投与経路の意向は症状の強さなどによって，しばしば変化する**ということです．そのため必要に応じて繰り返し確認します．

▼「注射はつながれる感じで嫌だ」と言っていた患者

昨日から急に痛みが強くなってきたようですね．以前，**提案した注射で早く痛みをとる方法を試してみますか？**

そうですね．やってみます．

やってみて，もし合わなければ遠慮なくおっしゃってください．元に戻すことができますから．

はい．

■ 投与経路の希望を確認する

　患者の好む投与経路を知っておくことは薬剤選択のうえで大切です．投与経路の希望について，一度は質問しておきたいものです．

飲み薬とお注射，どちらがいいかなど，ご希望はありますか？

お任せします．注射でも何でも早く痛みがとれるならそのほうがいいです．

この方は，何より痛みが早くとれる方法を望んでいるのだな…．

飲み薬とお注射，どちらがいい かなど，ご希望はありますか？

　明日どうしても外泊したいので，まずは飲み薬で．それに注射は，つながれ感がどうも嫌なんです．なるべく飲み薬でお願いします．

　この方は，注射の拘束感を負担に感じるのだな．

　飲み薬とお注射，どちらがいい かなど，ご希望はありますか？

　注射って聞いただけで手が震えるんです．私飲むの頑張りますから，お願いです．注射はしないでください．

　この方は，とにかく注射が苦手なんだな．

その後の対応

　まずは，患者の好む投与経路を尊重して対応できないか検討します．しかし，患者が希望する投与経路や剤形以外のもののほうが，患者へのメリットが大きいと考えられる場合には，その理由をきちんと説明し話し合います．

　例としては，嚥下障害，吸収障害などがあり経口投与が困難，あるいは，症状が激しく注射薬を使用して速やかな苦痛緩和が必要と考えられる，しかし，患者は内服を希望しているとき，などがあげられます．

▼ 痛みが急速に強くなっており，注射薬のほうが迅速な鎮痛が図れてよいと思われる患者

　痛みがかなりおつらいと思うので，**注射でお薬を始めるのがよいと思いますが**，いかがですか？

　注射はいよいよのときで．やったことがないから怖い．

　わかりました．内服薬でやっていきます．ただ実際には，注射のほうがお薬の量を微調整できるので，副作用を抑えながら○○さんの痛みにぴったり合った量を早く見つけやすいんですよ．でも今日のところは，内服薬でまずやってみましょう．

そうなんですね．じゃあ，注射でお願いします．つらいから，お任せします．また飲み薬に変えられるんですよね．

変えられますよ．今回はなるべく早く退院したいと聞いています．そのためにも注射で早くコントロールして，ご希望に沿えるようにしたいと思います．

あ〜よかった．

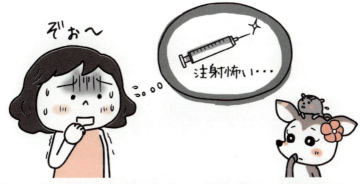

薬剤の負担感は医療者の盲点！ 直接確認して対応すべし！

B. 痛みの治療に対する質問

2　レスキュー薬は効きますか？

❓ 何のための質問
　レスキュー薬（疼痛時に臨時で追加する投与薬）が本当に患者のレスキュー＝救済になっているかどうかを知るための質問です．この質問をもとに，個々の患者に最適なレスキュー薬の投与量，投与経路を検討することができます．

❗ こんなときにする質問
　レスキュー薬を使用しているすべての患者に定期的に質問します．

- ❶ レスキュー薬は効きますか？眠気は強くなったりしませんか？　→　レスキュー薬の投与量を調整
- ❷ どれくらいで効いてきますか？もう少し早く効いたほうがよいですか？　→　レスキュー薬の投与経路を検討
- ❸ レスキュー薬で，眠気や便秘，使いづらいなど，お困りのことはないですか？　→　レスキュー薬の投与量または投与経路を検討

　レスキュー薬は，処方するだけでは不十分です．レスキュー薬が本当に「救済」となるためには，**個々の患者ごとに投与量と投与経路（剤形）を調整する**ことが大切です．そして，つらいときに使用するものですから**患者が使いやすい剤形**であることが大切です．つまり，痛いときに使って「満足のいく」レスキュー薬になるよう調整するために，これらの質問が必要なのです．

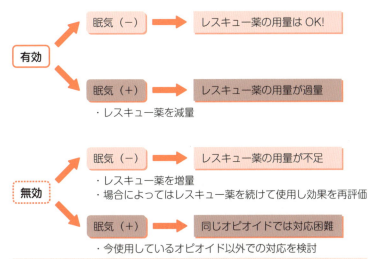

図1 レスキュー薬の投与量は定期鎮痛薬と別に調整する
(余宮きのみ：ここが知りたかった緩和ケア，増補版，南江堂，東京，p103, 2016 より)

■レスキュー薬の投与量を調整するための質問

「レスキュー薬は効きますか？」「眠気が強くなったりしませんか？」などと質問します．レスキュー薬が効き，かつ眠気が患者の負担にならない投与量に調節します（図1）．もし，よく効くけれども眠気が強くなり困るようなら，減量し，逆に効果が不十分で眠気がなければ，増量します．その後も，同様に質問し，投与量の調節を続けます．

眠気の評価の目安としては，**①患者が不快に感じているかどうか，②眠気のために生活に支障が出ていないか**について，総合的に判断しましょう．

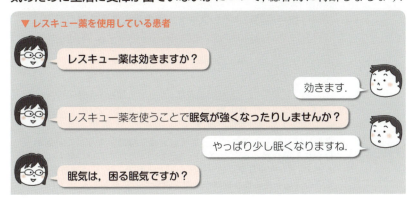

いいえ，1〜2時間寝てその後すっきりするので，いいんじゃないかな．

わかりました．今は大丈夫そうですね．お薬の量はどうにでも調整できますので，今後，痛みが十分とりきれないとか眠気が強すぎるとか，ありましたら教えてくださいね．お薬の量も一緒に相談していきましょう．

■ レスキュー薬の投与経路を検討するための質問

「どれくらいで効いてきますか？」「もう少し早く効いたほうがよいですか？」などと質問します．レスキュー薬は，投与経路や剤形によって効果発現時間が異なります（表1）．経口の速放性製剤では，最高血中濃度に達するまでに1〜2時間を要します．それでも数10分足らずで十分に効いてくる場合はよいのですが，効いてくるまでに1時間以上かかっていることもあります．

その際に，「もう少し早く効いたほうがよいですか？」と質問し，効果についての満足度を尋ねます．「大丈夫」ならレスキュー薬はそのままでOKです．もし，「そうですね．効いててくるまでの1時間はつらいです」という返答なら，レスキュー薬を増量するか，もっと早く効いてくる口腔粘膜吸収薬や注射薬を利用するなど，工夫します．

口腔粘膜吸収薬は，経口速放性製剤を使用している患者に対して，このような質問をすることではじめて，その即効性を患者に活かすことができます．

表1 投与経路によるレスキュー薬の最大効果時間（目安）

薬剤		おおよその最大効果時間
モルヒネ	錠・内服液	50〜80分
オキシコドン	散	90分
フェンタニル	口腔粘膜吸収薬 皮下投与 静脈内投与	30〜60分 15〜20分 数分

実際には，痛みの強さによって「最大効果時間」より早く鎮痛が得られる場合がある．そのため，患者に「どれくらいで効いてくるか？」「もう少し早く効いたほうがよいか？」など，直接質問し，患者の満足を得る投与経路や剤形を選択する必要がある．

■レスキュー薬の投与量または投与経路を検討するための質問

「レスキュー薬で眠気や便秘，使いづらいなど，お困りのことはないですか？」などと質問します．

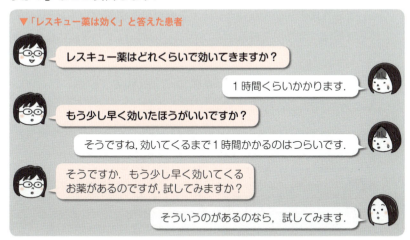

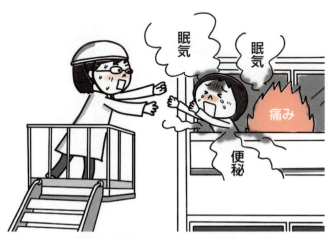

レスキュー薬は本当にレスキューになっているか？
確認するべし！

レスキュー薬を使うことで眠気や便秘などの副作用のため，レスキュー薬の使用を控えている患者がいます．まず，レスキュー薬を減量できないか検討しましょう．効果を得るために減量できないのであれば，問題となっている副作用症状が少ないオピオイドへ変更します．フェンタニル口腔粘膜吸収薬は，副作用を軽減するために，しばしばよい適応になります．

▼ レスキュー薬の満足度を確認

レスキュー薬で，眠気や便秘，使いづらいなど，お困りのことはないですか？

実は先生，眠気も便秘もひどくなるので，それで使っていないんです．

そうでしたか．それでは，眠気や便秘がひどくならないよう減量してみましょうか．それと，眠気や便秘が少ないタイプのお薬もあるので，試してみますか？

よいことは，いろいろ試してみたいです．

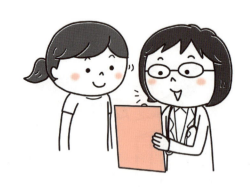

Column
レスキュー薬の使用記録

　レスキュー薬を使用した1日あたりの回数や時間帯は，入院中は看護師が記録をしてくれます．しかし，在宅療養中は，患者や家族による記録が頼りになります．市販のノートに日付とレスキュー薬の使用時刻を記録してもらうだけでも参考になります．図2は，レスキュー薬の使用記録ですが，レスキュー薬の効果や痛みのきっかけなども含めて一目瞭然になり便利です．まさに患者の生活が垣間見える記録です．外来や往診で痛みのマネジメントを集中的に行いたいときに，記録ができる患者・家族に記載してもらうと治療方針を検討するのに大いに役立ちます．

レスキュー薬の使用記録　　レスキュー薬（　　　　　）を使用したときに記入してください

◎完全によくなった　△少しよくなった
○だいたいよくなった　×かわらない

名前：_____

日付	使用した時間	使用量	数	痛みの強さ	まったく痛くない ⟷ 最悪の痛み	効果	使用後の強い眠気
/	:			使用前	0 1 2 3 4 5 6 7 8 9 10		
				使用後(30分後)	0 1 2 3 4 5 6 7 8 9 10		あり・なし
				使用後(60分後)	0 1 2 3 4 5 6 7 8 9 10		あり・なし

【自由記載欄】

日付	使用した時間	使用量	数	痛みの強さ	まったく痛くない ⟷ 最悪の痛み	効果	使用後の強い眠気
/	:			使用前	0 1 2 3 4 5 6 7 8 9 10		
				使用後(30分後)	0 1 2 3 4 5 6 7 8 9 10		あり・なし
				使用後(60分後)	0 1 2 3 4 5 6 7 8 9 10		あり・なし

【自由記載欄】

日付	使用した時間	使用量	数	痛みの強さ	まったく痛くない ⟷ 最悪の痛み	効果	使用後の強い眠気
/	:			使用前	0 1 2 3 4 5 6 7 8 9 10		
				使用後(30分後)	0 1 2 3 4 5 6 7 8 9 10		あり・なし
				使用後(60分後)	0 1 2 3 4 5 6 7 8 9 10		あり・なし

【自由記載欄】

図2　レスキュー薬の使用記録

B. 痛みの治療に対する質問

3 お薬を変更して，痛みは楽になりましたか？

 何のための質問
　薬剤を変更した効果や副作用を知るための質問です．今後の鎮痛対策を考えるうえで重要な情報となります．

 こんなときにする質問
　薬剤を開始，あるいは変更した後，血中濃度が安定した頃に質問します．もしくは，症状が強くて緊急性のある場合には，血中濃度が安定する前であっても，薬効が出現し始める頃に質問することで，迅速な鎮痛に役立ちます．

```
●●●あらかじめ●●●
薬の効果を評価し，伝えることが
治療に必要であることを説明しておく
          ↓
お薬を変更して，痛みは楽になりましたか？
お薬を増やして，少しでも効いた感じはありますか？
眠気は強くなっていませんか？
          ↓
評価し，伝えてくれたことを支持
  ●治療方針の決定に役立つ
  ●セルフケアに役立つ
  ●信頼関係が育つ
```

■ 効果に加えて，眠気についても併せて質問する

　眠気も質問する理由は，非オピオイド鎮痛薬と一部の鎮痛補助薬を除いて，多くの鎮痛に関する薬剤では眠気を生じうるからです．オピオイドな

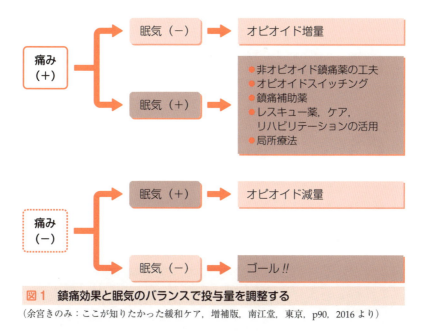

図1 鎮痛効果と眠気のバランスで投与量を調整する
（余宮きのみ：ここが知りたかった緩和ケア，増補版，南江堂，東京，p90，2016 より）

どの眠気を惹起する鎮痛薬は，**鎮痛効果と眠気のバランスで投与量を調整**します（図1）．

■ 眠気があったときの対応

オピオイドなどの鎮痛薬による眠気は，出やすい人と出にくい人，個体差があります．そのため適切な投与量であっても，増量した当初に眠気が強く出る患者がいます．その場合，徐々に耐性が形成され，1週間前後で眠気は軽減します．したがって，眠気が強くなっても**日常生活に影響がなければ，通常は数日間様子をみます**．また，数日経っても眠気が軽減しない，強い眠気や不快な眠気，転倒するなど日常生活に影響がでる場合で，痛みがないのであれば，オピオイドなどの鎮痛薬は減量します．そして，次の会話のように**逆に眠気が日に日に強くなっている場合には，薬の減量に加えて，眠気をきたす他の原因が併存していないか**，血液検査などで確認するなどの対応をします（☞第Ⅴ章-2）．．

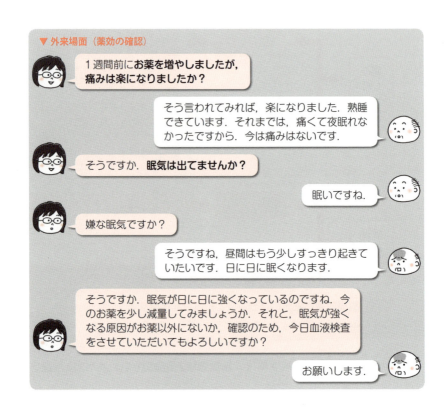

■ あらかじめ伝えておく

「お薬を増やしますので，効果や症状の変化について，教えてください」とあらかじめ，**伝えておきます．** 薬剤変更から1週間以上も経過してしまうと，後から効果について尋ねても，忘れてしまっていることが多いからです．

患者自身が薬効を評価して医療者に伝えることを促し，さらに「伝えてくださったので，治療方針に役立てることができて助かります」などと支持します．そうすることで，**患者が本来もっている力が活かされ，症状のセルフケアに役立っていく**効果が期待できます．何より，多くの患者はそこで笑顔になります！

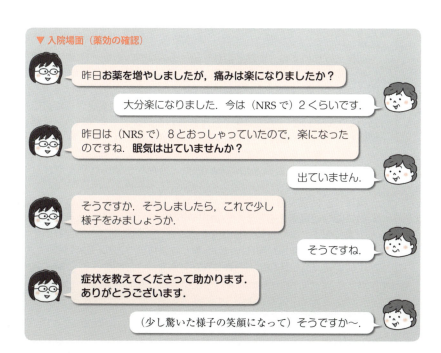

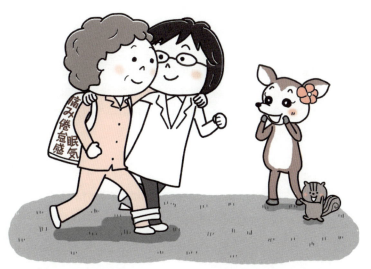

症状の持ち主は患者さん！　二人三脚で薬効を共有すべし！

> **NG!!**
> 効果を確かめずに，漫然と投与を続けるのは NG です．
> 　第一に，患者は必ずしも，薬剤に対する効果を自覚していません．質問されてはじめて「そういえば，夜眠れるようになった，動けるようになった」など，効果を自覚することもあります．薬剤変更から数週間も経過してしまうと，その効果すら忘れてしまいます．ですから，薬剤を変更したら，その都度，質問し記録しておきましょう．
> 　第二に，薬効をその都度評価できていないと，いざ痛みもとれて薬剤を整理しようとしたときに，効いた薬と効かない薬の区別ができなくなってしまいます．
> 　第三に，効果を確認せず薬を増やすと，患者からは，「効いてもいないのに薬ばかり増える」という負担や不信につながりかねません．患者と二人三脚で，薬効を確認し共有することで，信頼関係も築かれやすいものです．信頼関係が得られれば，新たな治療薬なども円滑に開始でき，結果的に質の高い緩和ケアへとつながります．

その後の対応

■非オピオイド鎮痛薬の場合

　腎機能が不良な状態で NSAIDs を投与し眠気が強くなった場合には，以下の 2 点に注意しましょう．

① NSAIDs による腎毒性により，眠気が強くなることがあります．血液検査を行い，腎機能をチェックしましょう．

② NSAIDs で著明に鎮痛された場合，併用しているオピオイドが過量となり，眠気が出ることがあります．この場合には，オピオイドを減量します．炎症が強い痛みでは，NSAIDs の抗炎症作用が奏効し，このようなことが起こるのを経験します．

■オピオイドの場合（☞図1）

① 眠気がなく，鎮痛が不十分であれば，増量を検討します．

② 鎮痛が得られ，眠気が問題となる場合には（☞第Ⅴ章-2），減量します．問診に応じられないくらい眠気が強くなっている場合にも，減量します．

③ 痛みも眠気も問題となる場合には，オピオイドスイッチング，投与経路

の変更，鎮痛補助薬，レスキュー薬やケアの工夫，放射線治療，神経ブロックなどを検討します．

■ 鎮痛補助薬の場合

鎮痛補助薬では，**「少しでも効果がある」**ならば，増量することで十分な効果が得られることが多くあります．そのため，微妙な変化も見逃さないことがポイントです．とはいっても，数日以上前の微妙な効果を覚えておくのは実際にはむずかしいものです．そこで処方する際に，**「効く量は人によって異なります．少しでも効果があれば，増量することで十分な効果が得られることがあります．ですから，飲み始めて少しでも効果があったら，ノートに書き留めておいて，次回の外来で教えてください」**などと，患者に薬効の評価について，あらかじめ協力を求めておくことが大切なポイントとなります．

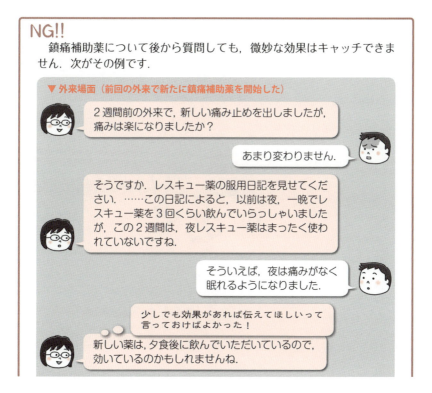

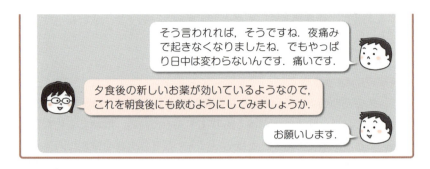

　NG例ように，患者は得られた効果を細かく自覚して伝えられるとは限りません．NG例の会話では，レスキュー薬の服用日記を手掛かりに，鎮痛効果をキャッチできました．できれば，**あらかじめ「薬の効果を評価し，伝えることが治療に必要である」**ことを説明しておけるとよいでしょう．

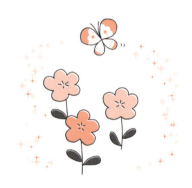

Column
薬効を質問するタイミングは？

血中濃度の安定には，内服薬であれば，3〜5回服用，オピオイドの持続注射であれば12〜24時間必要であることを念頭に置くとよいでしょう（表1）．

表1 オピオイドの製剤別薬物動態の目安

種類	効果発現	定時投与時の定常状態に達するまでの時間[*2] （⇒増量間隔に反映される）
注射薬	数分	6〜12時間
経口徐放性製剤 （1日1，2回）	数時間[*1]	24〜48時間
経口速放性製剤 （1日4〜6回）	数十分	6〜12時間
貼付薬	数時間	数日（72時間以上）

注射薬を使用すると，レスキュー薬や増量の効果がより速く得られる．
[*1] 製剤によりばらつきが大きい．
[*2] 個々の患者の半減期の3倍以上の時間であれば，90％以上定常状態に達する．表中の数字は，一般的に考えられている半減期から計算した結果（3倍）を目安に記載している．

注意：この表はあくまでも目安であり，各製剤によって若干の違いがある．また，肝・腎機能障害時に定常状態に達するまでの時間は，これより延長することを念頭に置いておく．

（余宮きのみ：ここが知りたかった緩和ケア，増補版，南江堂，東京，p16，2016より）

B. 痛みの治療に対する質問

4 痛みがとれたらこんなことをしたいな，という目標のようなものはありますか？

? 何のための質問
痛みの治療において，患者の目標を共有するための質問です．

! こんなときにする質問
痛みのマネジメントを進めていくときにする質問です．

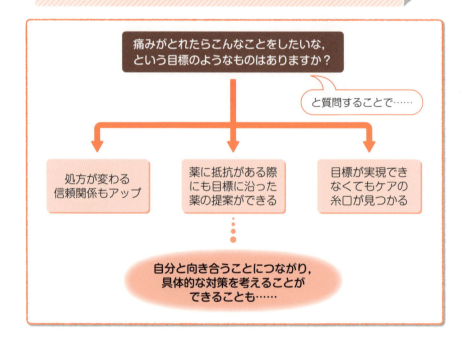

■ 目標を共有すると処方や信頼感が変わる

　　患者の目標まで知ることができれば，通常は2週間おきの外来も鎮痛が得られるまで3日おきにするなど，処方内容や診察日の調整を行うことができます．また，**1つの目標に向かって，患者・家族と医療者が一緒に治**

療に取り組む連帯感が生まれ，信頼感がグッとアップします．もちろん医療者側のモチベーションも，上がります．

▼ 外来場面（痛みの問診が終わったところ）

痛みについて教えてくださり，よくわかりました．これからお薬を考えていきますが，**痛みがとれたら，こんなことしたいな，という目標のようなものはありますか？**

孫をこの春休みに遊園地に連れて行く約束をしているんです．その約束を果たしたい．でも無理ですよね．贅沢は言いません．

そうですか．それではこの春休みにお孫さんを遊園地に連れて行けるように，お薬の調整を考えましょう．

ありがたいです．是非，お願いします．

お父さん，よかったわね．無理だと思っていたのに．

早めにお薬の調整をしなければ！

それでは，今日お薬の調整をしますので3日後にまた外来にいらしていただくことはできますか？

また症状が強かったり，精神的な余裕がないと目標まで考えられないこともあります．その場合には，**患者の希望する症状緩和に焦点をあてて徐々に目標を共有していけばよい**でしょう．

▼ 強い痛みのため入院してきた患者（痛みの問診が終わったところ）

痛みがとれたら，こんなことしたいな，という目標のようなものはありますか？

特にそういう目標っていうのはね…．とにかく痛みをとって，少しでも歩けるようになりたいです．

退院したいというご希望はありますか？

家で大変だったから，退院するのは心配ですね．それより，痛みで困らないようにゆっくり入院で調整してもらいたいです．

家で大変だったのですね．わかりました．痛みで困らないように調整しますね．

B-4 痛みがとれたらこんなことをしたいな，という目標のようなものはありますか？ 67

■ 薬に抵抗のあるとき

　痛みはとりたいものの，医療用麻薬などの薬剤への抵抗が強い患者は少なくありません．患者が薬剤への抵抗がある場合，医療者は，とかく薬剤の説明に終始してしまいやすいものですが，患者の**目標に沿った薬剤の意義を伝える**ことができれば，適切な鎮痛薬の使用が促進されます．

▼ 非オピオイド鎮痛薬では痛みが取りきれないので，オピオイドの開始を勧める

痛みは困るけど，麻薬にはどうしても抵抗があるんです．本を読んで麻薬は安全というのはわかっているのですが……．

 麻薬と聞くとどうしても心配になりますよね．わかりました．**もし痛みがとれたら，こんなことしたいな，という目標のようなものはありますか？**

家に帰って，生まれたばかりの孫の顔を見たいです．

 麻薬をうまく使うことで，家に帰ってお孫さんのお顔を見られると思いますよ．

そうなのですか．それなら，麻薬を使ってみます．

■ 患者の望むような疼痛治療が実現できないとき

　骨転移の体動時痛や，鎮痛のむずかしい痛みでは，どうしても患者の望むような疼痛治療が実現できない場合があります．骨転移の体動時痛では，骨格の安定性を保つリハビリテーション（補助具の利用，動き方の指導）が鎮痛と病的骨折予防に必要です．患者がこのような補装具を使用せずに，すいすい歩けるようになれるまで痛みをとってほしいと願っていた場合，それを実現することは困難です．そこで，「痛みがとれた後の目標」について質問をします．「家族で思い出づくりに旅行がしたい」「墓参りに行きたい」「娘の結婚式に出たい」などという**目標をキャッチできれば**，患者の望む痛みのマネジメントはできなくても，患者の**目標を実現するケアや調整は可能**であることが多いものです．

▼ 骨転移による歩行時の痛みがあったが，リハビリテーションにより痛みなく歩けるようになった患者

 電動ベッドやコルセット，歩行器を使えば，歩いても痛みは問題なくなったのですね．

 はい．でも，こういうのを使わないで痛みなく動けるようになりたいんです．

 補助具を使うのは，煩わしいですか？

病的骨折のリスクのある骨転移が複数あり，鎮痛薬だけで体動時痛をマネジメントするのはリスクが大きいし，むずかしいのだけど……．

 ええ，そうですね

 もし，**補助具を使わないで痛みがなくなったら，こうしたいな，という目標のようなものはありますか？**

 やっぱり家に帰りたいんです．入院はストレスなんです．

 家でも補助具が使えるようにご相談にのらせてもらってもよろしいでしょうか．

 家でも電動ベッドと歩行器が使えるんですか？

 はい，使えます．

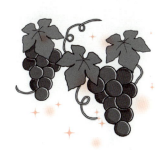

B-4 痛みがとれたらこんなことをしたいな，という目標のようなものはありますか？

関連する質問とその後の対応

■ 質問に対して出てきた言葉を復唱，あるいは「その心は？」といった問いかけをしてみる

　　目標を質問されるということは，「自分と向き合う」ことにつながります．患者は「自分は何がしたいのか」「どうなりたいのか」「自分にとって大切なことは何なのか」ということに向き合うことになるのです．

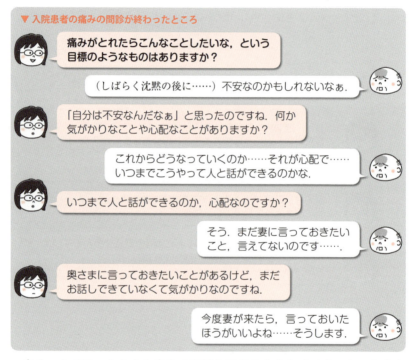

▼ 入院患者の痛みの問診が終わったところ

- 痛みがとれたらこんなことしたいな，という目標のようなものはありますか？
- （しばらく沈黙の後に……）不安なのかもしれないなぁ．
- 「自分は不安なんだなぁ」と思ったのですね．何か気がかりなことや心配なことがありますか？
- これからどうなっていくのか……それが心配で……いつまでこうやって人と話ができるのかな．
- いつまで人と話ができるのか，心配なのですか？
- そう．まだ妻に言っておきたいこと，言えてないのです……．
- 奥さまに言っておきたいことがあるけど，まだお話しできていなくて気がかりなのですね．
- 今度妻が来たら，言っておいたほうがいいよね……そうします．

　　自分一人では，なかなか自分の気持ちに向き合えなくても，このような対話を通して，自分の不安に気づいて言葉で表現し，医療者と共有することができることは多いものです．

　　この患者は，「自分の気持ちを意識したことがない」状態から→「自分は不安なんだ」と気づき，さらに質問されることで「どうなっていくのか心配なんだ」→「その理由は，妻に話したいという想いが果たせていないことが気がかりなんだ」と気づき「今度，妻が来たら話そう」というように，自分自身で具体的な対策を考えることができました．このように，**医療者側が単に復唱したり，質問をしているだけでも，対話を通して患者は気持**

ちを整理し，新たな視点を得て具体的な対策を考えることができるようになることが少なくありません．

　患者は日頃，病気や通院，服薬のことで頭がいっぱいになってしまい，目標や自分と向き合う余裕がなくなっていることがあります．腫瘍は大きくなっていないか，いつまでこの状態がもつのか，痛みが強くなるのが怖い，薬が増えるのも心配だ，全部不安など……．このようなとき，誰かに「わかってもらえた」こと自体が心理的な援助となり，さらに自助能力の賦活につながるのではないでしょうか．

　以上のように，目標についての質問は，患者の意向に沿った処方変更，ケア，信頼関係の向上や心理的援助にまで結びつく可能性を秘めた質問といえます．そういった意味で，**スピリチュアルペインに関する質問**（☞第Ⅶ章-3, 4）とも共通点のある質問といえるでしょう．

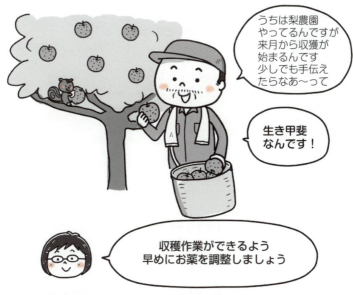

目標を質問することで，処方やケアが即変わる！

B-4 痛みがとれたらこんなことをしたいな，という目標のようなものはありますか？

Column
認知症患者（言葉で表現できない患者）の評価

✦ 客観的な評価方法が必要となる

進行した認知症患者などでは，言葉での表現が困難です．そのため，周囲の人が非言語的な要素から，苦痛を推し量る必要があります．観察力のある介護者による評価が得られれば，それに頼ることができます．しかし，入院したばかりの患者で付き添いがない場合などでは，勤務交替で複数のスタッフが入れ替わるため，客観的な評価法が必要となります．

✦ 評価法の例

進行した認知症患者の痛みを評価する方法はいくつか知られていますが，PAINAD (Pain Assessment in Advanced Dementia) は項目数が少なく，日常の臨床現場で，痛みとその程度を把握するのに簡便です（表1）．

表1　PAINAD (Pain Assessment in Advanced Dementia)

	0	1	2	スコア
呼吸	・普通	・努力様呼吸：ときどき ・過換気：短時間	・雑音の伴う努力呼吸 ・過換気：長時間	
発語	・なし	・うめき声・うなり声 ・否定的・批判的な言葉：小声	・うめき声・うなり声：大声 ・繰り返し大声で呼ぶ ・泣く	
表情	・微笑む ・無表情	・眉間にしわを寄せている ・悲しそうな表情 ・脅えた表情	・ゆがんだ表情	
動作	・リラックス	・緊張している ・苦しんでいる ・落ち着かない	・硬直している ・握りこぶし ・背中を丸めている ・引っ張ったり押しのけたりする ・打つ，殴る	
なだめやすさ	・必要なし	・声かけや触れることで気がそれたり，安心する	・なだめたり，気をそらしたり，安心させることができない	
			合計スコア	/10*

*1〜3：軽度の痛み，4〜6：中等度の痛み，7〜10：高度の痛み
(Warden V et al：J Am Med Dir Assoc **4**：9, 2003 より著者和訳)

呼吸，発語，表情，動作，なだめやすさの5項目で，それぞれの有無により，0点・1点・2点とつけ，10点満点で評価します．NRSの0〜10に相当する合計スコアが得られますが，NRSとの相関性は評価されていません．

✦ 使用方法
　各勤務帯でスコアを用いてカルテを記載することで，苦痛の程度，薬の効果を客観的に把握できますので，症状緩和の方針を決めるのに役立ちます．
　カルテ記載例：「PAINAD 3点：呼吸-0，発語-0，表情-1，動作-0，なだめやすさ-2．訪室すると，眉間にしわをよせていた．さすったり声をかけたが表情は険しいままだったので，レスキュー薬を使用．30分後には，表情は和らいだ．3時間程度は穏やかにすごすが，同様のことを繰り返し，日勤帯でレスキューは3回必要だった」
　また，必ずしもスケールをつけなくても，スケールの内容を参考に観察し記録すれば問題ありません．

✦ その他の評価方法
　さする動作，痛みを避けるための不自然な姿勢，夜眠れているか，食事摂取・着替え・移動時の様子，普段行っている生活との違い，たとえばよく歩いていたのに歩かなくなった，なども参考になります．

✦ スケールの限界
　本来，PAINADは，認知症患者の痛みのスケールです．ところが，がん患者では苦痛は痛みだけとは限りません．スケールで苦痛の有無と程度はわかっても，何がどのように苦痛なのかはわからないため，苦痛の内容も，非言語的なサインから予測するしかありません．たとえば，さする動作，体位変換や着替え，移動時に苦痛が増強する様子から「痛み」であることを予測する，嘔吐があれば「悪心」，呼吸状態が悪ければ「呼吸困難」を想定する，などです．
　いずれにしても，家族や複数のスタッフで患者を"常日頃，よく観察する"ことに尽きます．

第Ⅱ章
呼吸器症状についての質問

呼吸困難①

1 息は苦しくないですか？

？ 何のための質問
　本人の自己評価として，呼吸困難・息苦しさを知るための質問です．

！ こんなときにする質問
　症状のスクリーニングとして質問します．また，呼吸困難はがんの進行に伴い頻度が増す症状であるため，定期的に尋ねるようにします．

見た目（呼吸数，喘鳴，酸素飽和度など）
にかかわらず定期的に……

息は苦しくないですか？
呼吸の苦しさはありますか？

　呼吸困難，あるいは息苦しさを評価するとき，**唯一，信頼できるものは自己評価**です．これは強調しても強調しすぎることはありません．呼吸困難は，呼吸数・喘鳴・酸素飽和度など，他覚的な所見のみで「つらそうだ」と判断してしまったり，他覚的な所見がないと「呼吸は大丈夫だ」と早合点してしまいやすい症状だからです．

　特に，本人に確認せずに，「苦しそうだから」と，オピオイドや抗不安薬を増量していくと，傾眠や呼吸抑制をまねいてしまうことにもつながります．呼吸困難の有無については，**必ず患者に直接質問するよう，よくよく注意しましょう**．

　また，呼吸困難は全身状態が低下するほど頻度は高くなり，予後予測スコア［PaP Score：表1，PPI（Palliative Prognostic Index；Palliative Per-

表1 PaP Score

臨床的な予後の予測		点数
臨床的な予後の予測	1～2週	8.5
	3～4週	6.0
	5～6週	4.5
	7～10週	2.5
	11～12週	2.0
	≧13週	0
食欲不振	あり	1.5
	なし	0
Karnofsky Performance Status	10～20	2.5
	≧30	0
呼吸困難	あり	1.0
	なし	0
白血球数 (/mm³)	>11,000	1.5
	8,501～11,000	0.5
	≦8,500	0
リンパ球 (%)	0～11.9	2.5
	12～19.9	1.0
	≧20	0

得　点	30日生存確率	生存期間の95%信頼区間
0～5.5点	>70%	67～87日
5.6～11点	30～70%	28～39日
11.1～17.5点	<30%	11～18日

PaP Score：Palliative Prognostic Score. 上記のとおり，臨床的予後予測，食欲不振，KPS，呼吸困難，白血球数(/mm³)，リンパ球(%) より診断する．

formance Scale, 経口摂取量，浮腫・安静時の呼吸困難・せん妄の有無より判断）など］の項目の1つとしてあげられているほどです．常に予後予測をしながら時宜にかなった緩和ケアを行っていくためには，**呼吸困難の有無を定期的に質問する**ことが欠かせないということになります．

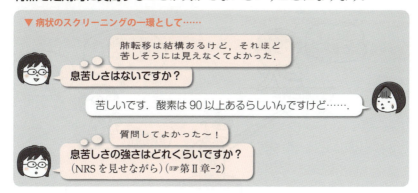

▼ 病状のスクリーニングの一環として……

（肺転移は結構あるけど，それほど苦しそうには見えなくてよかった．）

息苦しさはないですか？

苦しいです．酸素は90以上あるらしいんですけど……．

（質問してよかった〜！）

息苦しさの強さはどれくらいですか？
（NRSを見せながら）（☞第Ⅱ章-2）

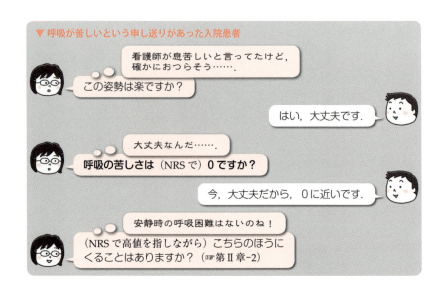

関連する質問とその後の対応

次項「第Ⅱ章-2．息苦しさの強さはどれくらいですか？」を参照のこと．

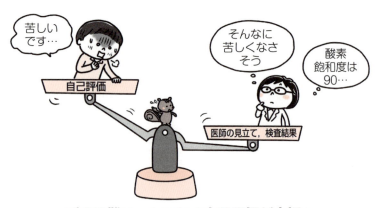

呼吸困難②

2 息苦しさの強さはどれくらいですか？

? 何のための質問
息苦しさの程度をキャッチするとともに，薬効を評価し治療方針を立てるための質問です．

！ こんなときにする質問
呼吸困難，あるいは息苦しさがあるとわかったら質問します．

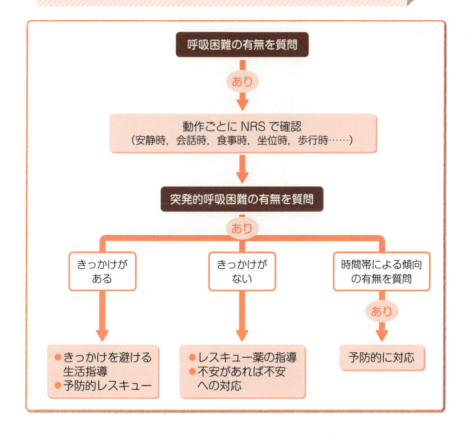

呼吸困難は，呼吸促迫や喘鳴など，どうしても見た目で判断してしまいやすい症状です．そのため，息苦しさの**強さを質問することで得られる情報は想像以上に大きい**ものです．治療の緊急性や薬剤調整の目安のため，**目標のNRSも併せて質問しましょう**（☞第Ⅰ章-A-7）．

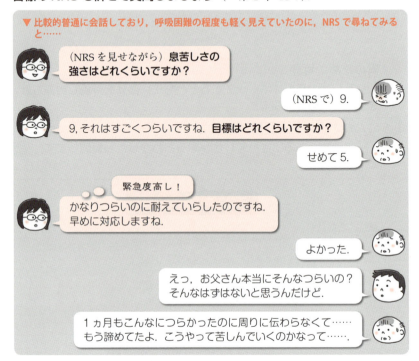

　このようなことは決して少なくありません．他覚的にわからないということは，そばにいる家族にさえわからないということであり，患者は不安・恐怖に加えて絶望や孤独を感じていることがあります．意識レベルが保たれていれば，本人に直接，NRSなどで質問するよう心がけましょう．

関連する質問とその後の対応 🌸
■動作ごとに苦痛の強さを質問する

　呼吸困難のNRSは動作ごとに質問する必要があります．安静時・会話時・食事時・室内歩行時・排便時・階段昇降時など，動作によってその程度は異なるためです．

▼ 安静時

 こうして静かにしているときの息苦しさは,どれくらいですか?

 (NRSで) 4です.じっとしていれば我慢できます.

▼ 会話・食事時

 お話すると,どうですか?

 もともと,あまりしゃべるほうじゃないから大丈夫.

 お食事中はいかがですか?

 食事は,最初のうちはいいけど,だんだん5くらいになってきます.

▼ 室内歩行時

 お部屋の中を歩いたりするのはいかがですか?

 部屋のトイレに行くだけでも6くらいになります.

▼ 排便時

 お通じを出すときに,いきんで苦しくなりますか?

 それは大丈夫です.ちょっといきむと出ますから.

▼ 目標

 じっとしていると4,お食事で5,トイレに行くと6になると伺いました.これから薬を使って和らげていきますが,**これくらいになったらいいな,というのはどのあたりでしょうか?**

 じっとしているときは,3,それくらいで歩けるとようになるといいんですけど.

わかりました.お薬を調整していきますので効果についてまた教えてください.相談しながら調整しますね.それと,お食事の前にレスキュー薬を使用してみるのはいかがですか？

やってみます.

　このように,**安静時の呼吸困難から尋ね,負担の軽い動作から順に質問**していくとよいでしょう.

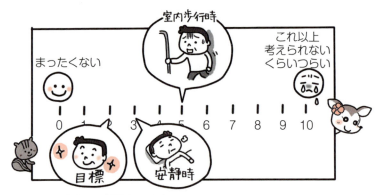

痛みと同様に強さとパターンをキャッチ！
（＋薬剤調整時には前後の呼吸数を必ずチェック！）

補正できる呼吸困難の原因があれば，原因治療を検討します．症状緩和としては，安静やちょっとした会話程度でも息苦しいようであれば，定期的にオピオイドを開始，すでに定時オピオイドを使用している場合には定時オピオイドを増量してみます．また，がん性リンパ管症，上大静脈症候群，がん治療による肺障害などでは，ステイロイドの適応について検討します．不安がある場合には，少量のベンゾジアゼピン系薬を眠気に注意しながら使用します．オピオイドとベンゾジアゼピン系薬については，**呼吸数が少ない患者では呼吸抑制をきたさないよう慎重に使用します（薬剤調整時，前後の呼吸数は必ずチェックしましょう）**．具体的には，極少量からの調整とし，むしろレスキュー薬をうまく使用しながら投与量を調整するとよいでしょう．

　また，食事・排便・入浴など，呼吸困難が強くなるきっかけが予測できるのであれば，予防的にレスキュー薬を使用するように指導します．

■ 突発的呼吸困難についても質問する

　「急に息苦しくなることはないですか？」など，突発的に息苦しさが強くなることがないか質問します．そのきっかけ，頻度，時間帯を評価することが対応策へとつながります．突発的呼吸困難のタイプには，臨床的に①**予測できるもの**と，②**予測できないもの**があり，それぞれ対処法が異なってきます（表1）．

表1　突発的呼吸困難のタイプと対処例

突発的呼吸困難のタイプ		例	対処例
①予測できるもの		・日常生活動作によるもの ・気温などの環境によるもの	・予防的レスキュー ・生活動作の変更 ・生活環境の調整
②予測できないもの	不随意な誘因がある	・咳嗽時の呼吸困難	・咳嗽のマネジメント
	誘因なく生じる	・発作的な呼吸困難	・時間帯による傾向があれば，出現する時間帯に合わせてオピオイドを増量 ・頻度が高い場合には，オピオイドの増量 ・頻度が低い場合には，ベンゾジアゼピン系薬 ・病態によってステロイド

（余宮きのみ：ここが知りたかった緩和ケア，増補版，南江堂，東京，p216，2016 より）

▼ 突発性の有無の確認

 急に息苦しくなることはないですか？

あります．

▼ きっかけの有無の確認と対応

 苦しくなるのは動いたりなど，何かきっかけはありますか？

特にはないです．ですからいつ急に苦しくなるかと不安です．

 そのときはレスキュー薬を使ってますか？

使ってます．20分くらいで少し落ち着いてきます．

 急に苦しくなっても，レスキュー薬を使用すれば必ず楽になってくるので安心してください．

　予測できるきっかけがある場合には，それを避ける方法や予防的レスキューについて相談することができます．予測できるきっかけとしては，生活動作，気温差などの環境変化，不安・ストレスなどがあります．

　きっかけがあっても痰や咳など予測できない場合や，きっかけがなく突然苦しくなる場合には，いつ息苦しくなるかと不安になることが多いので，レスキュー薬を使用することで楽になることを保証し安心感が得られるように説明します．同時に，レスキュー薬が十分「救済」になる投与量と投与経路になっているか質問し，レスキュー薬の投与量と投与経路を調整します（☞第Ⅰ章-B-2）．

　さらに，**「出現する時間帯に傾向がないか」**を質問します．一定の傾向があれば，その時間帯の少し前に予防的なレスキュー薬を使用する，あるいは定時薬でその時間帯をカバーする分のみを増量する，などの対処法を見出すことができます．

▼ 苦しくなる時間帯に傾向がないかの確認

 苦しくなるのはいつもこれくらいの時間，という傾向はありますか？ 明け方とか，夜中とか．

夜中ですね．

 そうですか．それでいつも夜中にレスキュー薬を使っていらっしゃるのですね．**レスキュー薬は効きますか？**

飲んでそのまま朝まで眠れるので，効いていると思います．

 それならそのレスキュー薬の分を，あらかじめ夜の定時のお薬に上乗せしてみるのもいいかもしれませんね．

夜だけ薬を増やすことができるんですか．素人でよくわからないから，お任せします．

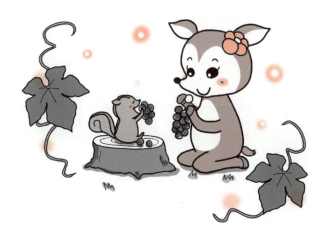

Column
呼吸器症状の原因が痰であるとき

　夜間や明け方に増強する呼吸困難の中には，睡眠中に痰が貯留し，痰の喀出困難，あるいはそれによって持続する咳嗽から呼吸困難をきたす場合があります．このような場合には，痰に対する対応ができないか検討します．

　ただし，次の会話例のように，呼吸困難の原因が排痰のための咳嗽であり自己排痰が比較的容易であれば，オピオイドなどの鎮咳を目的とした薬剤は増量せずに対応します．

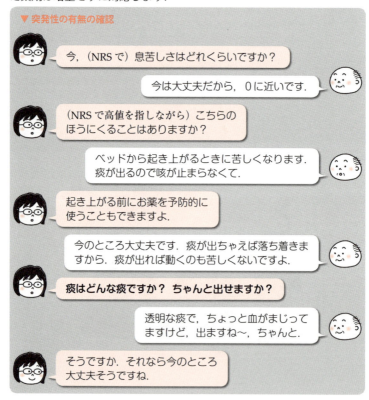

▼ 突発性の有無の確認

今，（NRSで）息苦しさはどれくらいですか？

今は大丈夫だから，0に近いです．

（NRSで高値を指しながら）こちらのほうにくることはありますか？

ベッドから起き上がるときに苦しくなります．痰が出るので咳が止まらなくて．

起き上がる前にお薬を予防的に使うこともできますよ．

今のところ大丈夫です．痰が出ちゃえば落ち着きますから．痰が出れば動くのも苦しくないですよ．

痰はどんな痰ですか？　ちゃんと出せますか？

透明な痰で，ちょっと血がまじってますけど，出ますね〜，ちゃんと．

そうですか．それなら今のところ大丈夫そうですね．

第Ⅲ章
消化器症状についての質問

腹部膨満感

1 お腹の張っている苦しさは，どれくらいですか？

? 何のための質問
　腹水貯留による腹部膨満感の苦痛に対して，鎮痛薬をタイトレーションしていくための質問です．

! こんなときにする質問
　腹水貯留により，腹部膨満感の苦痛があるときにする質問です．

お腹の張っている苦しさは，どれくらいですか？
（可能であればスケールで）

患者の目標とする程度まで
鎮痛薬をタイトレーション

　腹水貯留などによる腹部膨満感は，WHO 三段階除痛ラダーに沿って鎮痛薬を使用すると緩和することを経験します．腹膜が伸展することにより感覚神経が刺激を受けて生じる苦痛が，鎮痛薬により軽減するものと考えられますが，詳細は不明です．

　筆者は，アセトアミノフェンを使用し，不十分であればオピオイドを追加，またはアセトアミノフェンを中止してオピオイドを開始します．もし鎮痛薬で腹部膨満感が緩和されないとしたら，それはタイトレーションが不十分であるかもしれません．痛みに対しては，速やかなタイトレーションができる医療者も，腹部膨満感に対してはタイトレーションが鈍りやすいようです．痛みと同様に，**眠気がなければ腹部膨満感が和らぐまで，十分にオピオイドを増量**します．

▼腹水貯留による腹部膨満感がつらい患者

お腹の張っている苦しさは，どれくらいですか？

6くらいかな．

お薬を増量していくことで，**お腹の"膨らみ"は変わりませんが"張り感"が楽になります**．目標としてはどれくらいなら許容範囲でしょうか？

2ぐらいでしょうか．

それなら，2ぐらいになるところまでお薬を徐々に増やしていきますから，つらいときはレスキュー*を遠慮なく使ってください．レスキューを使っていただくことで，○○さんに必要なお薬の量がわかりますので．

*レスキューの投与量は，十分有効な量を設定しておくことが前提です．

　患者の表現する"腹部膨満感"が"腹部が膨隆していること"への心理的な苦痛を意味していることがあります．"張り感"などの身体的な苦痛なのかどうか，確認することが大切です．会話例のように，**「お薬の調整で"膨らみ"は変わりませんが，"張り感"や"痛み"は和らぎます」**と説明しておくことが必要です．

関連する質問とその後の対応

　スケールが負担，あるいは苦手な患者では，**「もう少し楽なほうがよいか？」「薬を調整したほうがよいか？」**という質問を毎日（外来では毎回）することにより，薬剤の調整を行います．

▼腹部膨満感に対して，昨日オピオイドを増量した患者

お腹の張りの苦しさはどうですか？

やっぱり苦しいです．

昨日，お薬を増やしてみましたが，**少しは楽になりましたか？**

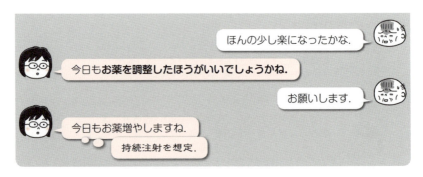

　腹水が貯留する状態は便秘をきたしやすいうえ，そこにオピオイドを使用していくことになります．したがって，筆者は原則的にオピオイドはフェンタニル製剤（入院では注射薬，外来では貼付薬）を第一選択としています．

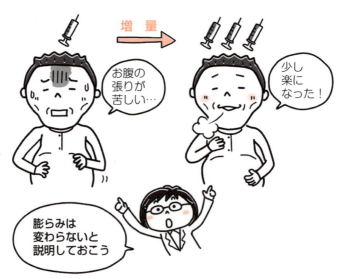

**鎮痛薬で腹部膨満感を緩和するコツは十分な増量…
そのためには「お腹の張っている苦しさ」を
質問でキャッチ！**

2　今，吐き気はありますか？

❓ 何のための質問
　今のつらさを知り，それが今すぐ対応すべきかどうかを確認するための質問です．またこの質問から始めると，悪心が持続的なものなのか，きっかけや時間帯によって一時的に生じるものなのか区別することができ，悪心の原因検索のために系統立てて問診しやすくなります．

❗ こんなときにする質問
　悪心のある患者に対する問診を始めるときの質問です．

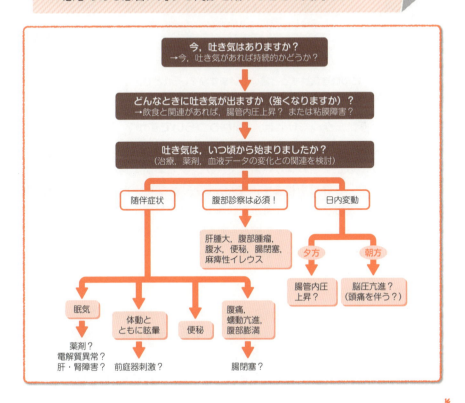

■ 今のつらさを知る

　悪心が強いと唾液分泌や頻脈，冷汗などの自律神経症状を伴い，会話自体が負担になることがあります．そのため，まず**「今の苦痛」**を把握し，配慮しながら問診をしたほうがよいのです．**迅速な対応の必要性もキャッチできます．**

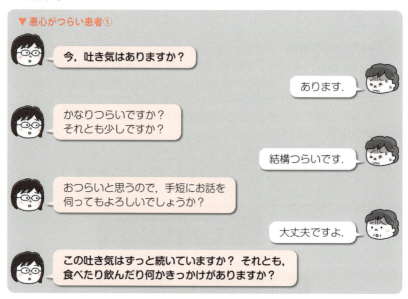

▼ 悪心がつらい患者①

　このように，今つらければ，**「かなりつらいですか？ それとも少しですか？」**などつらさの程度を尋ねます（可能ならNRSで尋ねます）．そして，その程度に応じて「おつらいようですが，少しお話を伺ってもよろしいでしょうか？」と許可を得ます．また，「今，かなりつらい」なら手短に問診を行い，適切な制吐薬は何かを判断し迅速な対応を行います．少なくとも，今つらいことをわかって問診されていると思えば，患者も早く対応してもらえると思い，安心できます．

■ 悪心の原因を検索する

　進行がん患者における悪心には，多様な原因や病態があり（**表1**），複数の原因が重なって出現，増強することもあります．また原因が不明な場合もあります．そのため，網羅的に原因検索できるように，**まず今の悪心の状況を把握し，そこを起点に質問を広げていくと効率的**なのです（☞冒

表1 原因検索元と悪心の原因

原因検索の元	悪心の原因
薬歴・治療歴・既往歴	● オピオイド鎮痛薬,その他催吐作用のある薬剤 ● NSAIDs,その他消化管粘膜への刺激作用がある薬剤 ● 抗がん剤 ● 放射線治療 ● 輸液の増量 ● 消化性潰瘍,逆流性食道炎の既往
血液データ	● 電解質異常(高カルシウム血症,低ナトリウム血症,高マグネシウム血症) ● 腎不全,肝不全
腹部画像所見	● 腸管内圧の上昇 　・便秘 　・消化管閉塞,または消化管狭窄 　・肝腫大による上部消化管の圧迫,膵頭部がんなどによる十二指腸狭窄 　・麻痺性イレウス
頭頸部画像所見	● 脳転移 ● 前庭器官への浸潤

頭チャート).原因がわかれば,病態に応じた制吐薬や対応方法の選択ができます.

ただし,悪心で特に注意しなければならないのは,**問診だけでなく,必ず腹部の診察や画像所見,血液データも併せて原因検索**を行うことです.

関連する質問とその後の対応

今,悪心があってもなくても,次の質問をしていくと悪心の原因・病態を探っていくことができます.

■ きっかけを探る

「どんなときに吐き気が出ますか?(強くなりますか?) 飲んだり食べたりなど,何かきっかけがありますか?」などと質問します.

飲食(食物を消化管に入れること)で悪心が出現・増強するようであれば,**腸管内圧が高くなる**こと(宿便や腸閉塞,麻痺性イレウス)や**消化管の粘膜障害**が悪心につながっている可能性を念頭に置きます(表1).

腸管内圧が上昇し腸管が伸展されたり，消化管の粘膜障害によって，腸管壁の腸管クロム親和性細胞からセロトニンが放出され，求心性の迷走神経，内臓神経を介して嘔吐中枢を刺激して悪心・嘔吐が生じます．

▼悪心がつらい患者②

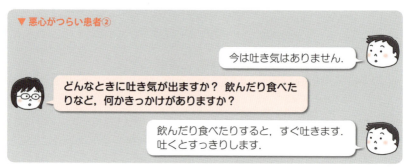

　このような場合，原因として多いのは**胃内容停滞**です．具体的には，胃がんや肝腫大，腹水などによる胃からの排出障害や膵頭部がんによる十二指腸の通過障害などです．

　対処法として，少量ずつ頻回に食べる，炭酸飲料を避ける，蠕動運動を促進させる制吐薬（モサプリド，メトクロプラミドなど），胃液の分泌を減少させる H_2 受容体拮抗薬，オクトレオチド，ブチルスコポラミン（唾液・胃液の分泌抑制），狭窄を改善する目的でのステロイド，ステント，嘔吐の苦痛を軽減する胃管などがあげられます．

■ 発現時期を探る

　「吐き気はいつからですか？」などと質問し，悪心が出現した時期を確認します．そして，悪心の発現時期と薬剤・治療の変更や血液所見の異常発現の時期が合致していないか検討します．

▼悪心がつらい患者③

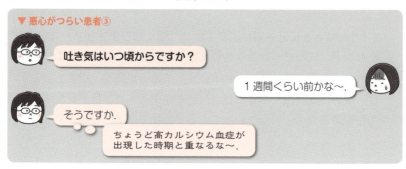

■ 随伴症状を探る

「お通じは毎日出ていますか？」などと質問します．筆者の所属する緩和ケアチームで調査を行ったところ，悪心の原因として最も多かったのは便秘で，半数を占めていました．**悪心があったら，まず排便状況を質問する**，それが原因究明のための早道といえるでしょう．

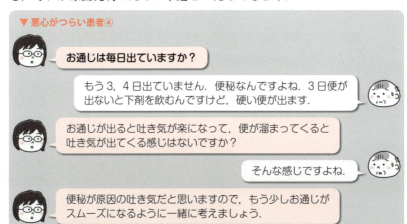

患者は，何となく便秘による悪心と"身体で感じていて"，このような対話ではじめて"意識できる"ことが多いものです．

便秘のほか，悪心では随伴症状が原因の特定に結びつきます．眠気や眩暈を伴っていないかなどについても質問しましょう（表2）．

表2 きっかけ，随伴症状，日内変動により探る悪心の原因

発症時期		必ず問診し，服薬歴の変更や，血液・画像上の異常発現の時期との関連はないか確認する
誘発因子	体動との関連	前庭系
	食事との関連	消化器系，予期悪心
随伴症状	眠気	代謝性（高カルシウム血症，低ナトリウム血症，腎不全，肝不全），オピオイド
	発熱	感染症
	便秘	消化器系
	めまい	前庭系
	頭痛	頭蓋内圧亢進
時間帯	朝	頭蓋内圧亢進

（余宮きのみ：ここが知りたかった緩和ケア，増補版，南江堂，東京，p172, 2016より）

腸閉塞が疑われる場合には,「お腹の痛みとともにお腹がゴロゴロして,吐き気も出てきますか?」などと質問するとよいでしょう.**腸閉塞では,"腹痛,蠕動亢進,悪心"がセットで生じることが多い**からです.この場合の悪心は,ブチルスコポラミンが有効です.

■ 日内変動を探る

「朝起きたときに吐き気が強いとか,夕方になるにつれて吐き気が強くなるとか,時間による変化はありますか?」などと質問します.

ⓐ **朝が一番楽で,夕方になるにつれて悪心が増強する場合**

腸管内圧の上昇による悪心を考えます.

朝は,腸管内は比較的すっきりしていますが,食事や輸液などによって夕方になるにつれて腸管内圧が上がり,悪心・嘔吐を生じることがあります.夕方に悪心・嘔吐が出る場合には,腸管の内圧が高くなっている可能性を考えればおのずと対処方法が見えてきます.完全閉塞でなければ,消化管運動促進薬(モサプリド,メトクロプラミドなど),胃液を減らすために H_2 受容体拮抗薬,消化液を減らすためにオクトレオチド,狭窄・閉塞の解除を目的としてステロイドの検討などが対処例となります.輸液が誘因となっている悪心であれば,輸液の減量や投与速度を減じることが有効なことがあります.

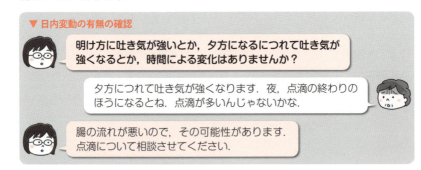

▼ 日内変動の有無の確認

明け方に吐き気が強いとか,夕方になるにつれて吐き気が強くなるとか,時間による変化はありませんか?

夕方につれて吐き気が強くなります.夜,点滴の終わりのほうになるとね.点滴が多いんじゃないかな.

腸の流れが悪いので,その可能性があります.点滴について相談させてください.

ⓑ **明け方に悪心・嘔吐が出る場合**

脳圧亢進を疑います.随伴症状として,頭痛や脳神経症状がないか確認します.脳圧亢進は,脳腫瘍,頭蓋骨への転移,脳血管障害,髄膜炎,脳への放射線照射などで生じます.脳圧亢進による悪心であれば,ステロイド(デキサメタゾン)が用いられます.

■ 身体所見をとる

消化器症状があるときには，**腹部の診察は欠かせません**．問診，身体所見，画像所見の3つを併せて原因検索を行い，対応を検討します．

> **NG!!**
> 一番のNGは，悪心のある患者の腹部を診察しないことです．腹部の診察をすることで，問診では得られない大事な情報が得られるからです．

ⓐ 視診・触診

腫大した肝臓や腹部腫瘤，腹水などが触知される場合，これらが腸管内圧を上げ悪心・嘔吐につながっている可能性があります．これらは視診だけでわかることもあります．腸閉塞の場合，閉塞部位の上流の腸管がソーセージ様に膨隆するのを認めたり，触れたりすることがあります．

ⓑ 打診

腹水，ガスの貯留などの状況を知ることができます．特に便秘や宿便，麻痺性イレウスでは，著しい鼓腸が認められます．腸閉塞では，閉塞部位の上流に部分的に鼓腸が認められることがあります．

ⓒ 聴診

亢進した腹鳴または金属音があれば腸閉塞，蠕動低下があれば麻痺性イレウスの補助診断になります．

教科書的には「機械的な腸閉塞では，蠕動亢進を聴取する」のですが，ちょうど診察時に蠕動が亢進していない限りは，聴診器を当てても腸蠕動は聞けません．逆に腸閉塞患者で蠕動が亢進するときには，聴診器を当てなくても亢進した腹鳴が聞こえます．したがって，腸閉塞を疑う場合には**「ときどき雷みたいに，ゴロゴロっとお腹が鳴りますか？」**と質問します．

▼ 悪心がある患者の腹部診察

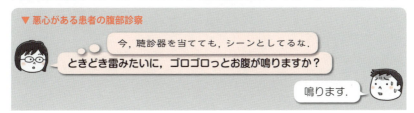

2 今，吐き気はありますか？

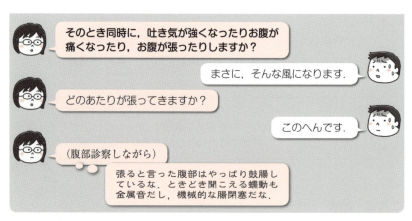

　また，便秘が問題となっている場合には，腹部の聴診所見が蠕動促進薬を使用したほうがよいかどうかの判断材料となります．

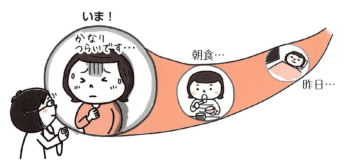

嘔吐

3 どんなものを吐きますか？

> **? 何のための質問**
> 吐物の性状や嘔吐の様子を知ることで嘔吐の原因を探索し，対処法を考えるための質問です．
>
> **! こんなときにする質問**
> 患者が嘔吐したときにする質問です．

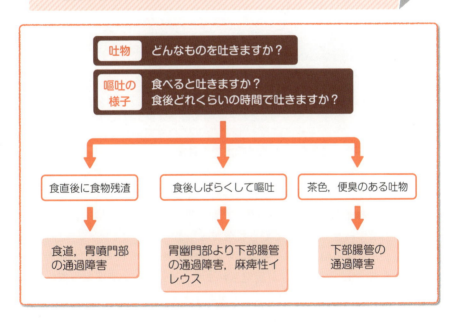

「吐物」と「嘔吐の様子」がわかると，**機械的な閉塞を起こしている部位を想定し対処法を検討することができます**．嘔吐の様子は，「食べると吐きますか？」「それはすぐ戻ってきてしまう感じですか？」「食後どれくらいの時間で吐きますか？」などと質問します．

関連する質問とその後の対応

■ 吐物が食物残渣である場合

ⓐ 悪心を伴わず，唾液様の頻繁な嘔吐，食直後の嘔吐

▼嘔吐がある患者①

食べたり飲んだりすると，吐きますか？

食べたすぐものが，すぐそのまま全部戻ってきます．

「食べものをそのまま吐いている」状態です．**食道や胃の噴門部の狭窄が想定されます**．ステント挿入やステロイドなどが治療の選択肢としてあげられます．

ⓑ 食後，時間を空けずに嘔吐

▼嘔吐がある患者②

食べると吐きますか？

食べて数時間後かなぁ．吐き気がして胃がオエッとなって吐きます．吐いた後はすっきりします．

胃幽門部，十二指腸，上部空腸までの狭窄のため，食物残渣が下に降りていかずに嘔吐している状態です．食物がある程度胃内に貯留して嘔吐することも多く，この場合は食後数時間経過してから嘔吐します．

嘔吐の様子は，上腹部が膨隆したかと思うと嘔吐し，「嘔吐後は悪心が消失してすっきりする」という特徴があります．

胃がんによる幽門狭窄，膵頭部がんや肝腫大による胃・十二指腸の通過障害を起こしている場合が想定されます．また，下部腸閉塞や機能低下（麻痺性イレウス）でも起こることがあります．

機械的な腸閉塞では，激しい嘔吐であれば胃管の挿入，禁忌がなければステロイドを使用します．ステロイドは，効果があれば継続について検討し，効果がなければ中止します．この場合のステロイドは，高用量から開始して有効性を早期に見極めるのが得策です．下部腸閉塞であれば，オクトレオチドが使用されます．

腸蠕動低下や麻痺性イレウスによる嘔吐であれば，蠕動を促進する薬剤（モサプリド，メトクロプラミド）などを検討します．

■ **黄緑色の吐物の場合**

胆汁を含んだ胃液の嘔吐です．**十二指腸遠位部や小腸上部の閉塞**では胆汁が下に降りていかないため，吐物に胆汁成分が含まれ，黄色や緑色になるのです．

■ **茶色で便臭のある吐物の場合**

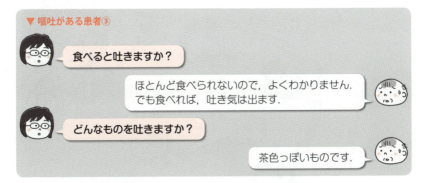

▼ 嘔吐がある患者③

― 食べると吐きますか？

― ほとんど食べられないので，よくわかりません．でも食べれば，吐き気は出ます．

― どんなものを吐きますか？

― 茶色っぽいものです．

小腸下部，大腸の閉塞では，長時間，腸管内で停滞していたものが吐物になるので，腸内細菌の作用によって便臭を伴います．消化されて長時間経過した内容物が便となり，出口がないため口から排出されている状態です．下部消化管の機械的閉塞が進行した状態を考えます．

嘔吐が苦痛であれば，胃管を留置します．腸内容の減少を目的としてオクトレオチドやブチルスコポラミン，抗浮腫作用による腸閉塞の開通を目的としてステロイドを試してみます．これらの薬剤により吐物が減れば，胃管は抜去し患者の希望により少量の飲食を試すことができます．

■ 赤，または黒い吐物の場合

　上部消化管からの出血を考えます．胃がんの病変からの出血は，暗赤色からコーヒー残渣様の吐物を混じる独特の血液臭を伴います．嘔吐が頻繁に持続し，苦痛や誤嚥の危険があるようなら，出血が治まるまで胃管を留置します．

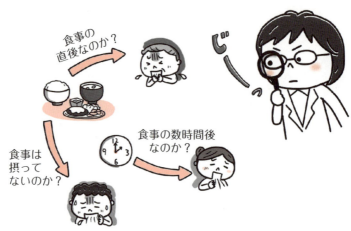

吐物や嘔吐の様子は，嘔吐の原因診断と対処法を検討するうえで重要！

便秘①

4 お通じは毎日ありますか？

 何のための質問
　排便の頻度を知り，排便に関する情報を効率よく聞き出すための質問です．

こんなときにする質問
　すべてのがん患者に対して，定期的に排便についての情報を得る際の，最初の質問です．

| 排便の頻度を把握 | ● お通じは毎日ありますか？
（最後，お通じはいつありましたか？　週に何回お通じがありますか？） |

| 排便困難感を把握 | ● どんな性状ですか？
● 量はどれくらいですか？
● 出すのは大変ですか？（出しづらさはありますか？）
● 残便感はありますか？ |

| 便秘によるQOL低下を把握 | ● 便秘でお腹が張るとか，痛くなるとか，いきむのが大変などないですか？
● 便秘で吐き気がでたり，食欲がなくなることはないですか？ |

対策を検討する

排便に関して得たい情報は，多岐にわたります．その排便に関する情報を効率よく聞き出す最初の質問です．この質問自体は，排便の頻度を知るためのものです．**便秘は，排便の頻度の減少（週に2回以下）と排便困難から診断される**ため，頻度だけでは診断はできません．しかし，**多くの情報を得るきっかけとして，まず頻度から尋ねると効率的**なのです．

　さらに便秘は，多くの原因によって生じるため，**定期的に排便状況を確認し，便秘を予防，治療する必要があります**．特にオピオイドを使用している患者では，常に便秘の評価が必須です．

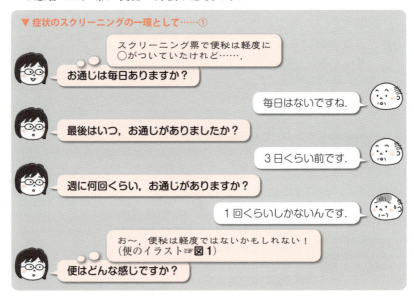

関連する質問とその後の対応

　排便の頻度がわかったら，便の性状と量，加えて排便困難の有無，便秘によるQOL低下について尋ねます．

　「便はどんな感じですか？」と便のイラスト（図1）などを用いて尋ね，続けて「**量はどれくらいですか？**」，さらに続けて「**出しづらさはありますか？**」「**残便感はありますか？**」と尋ねていくとよいでしょう．

　これらの質問をする途中で，患者のほうから，「便を出すのに1時間座っている」「残便感があって，何度もトイレに行く」と排便困難について話してくれることも多くあります．

①コロコロ便　②硬い便　③普通便　④やや軟らかい便　⑤泥状便　⑥水様便

図1　便のイラスト

　さらに追加で尋ねたいのは，「便秘でお腹が張ったり，痛くなったりしませんか？」「便秘で吐き気がでたり，食欲がなくなることはないですか？」などの質問です．

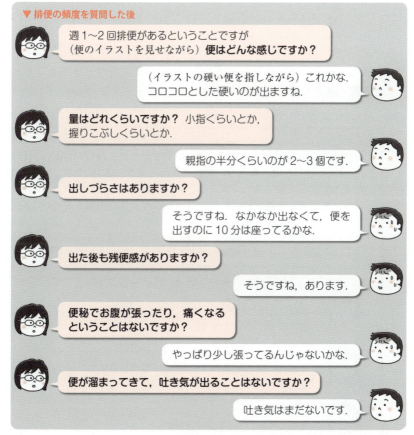

　これらの質問を通じて，大腸通過遅延型および便排出障害型の症状をアセスメントすることができます．がん患者の多くは，大腸通過遅延型の症

表1　便秘のタイプ

便秘のタイプ	大腸通過遅延型（排便回数減少）	便排出障害型（排便困難）
症状	・排便回数が週2回以下 ・硬便による排便困難 ・腹部膨満 ・腹痛	・軟便でも排便困難 ・過度の怒責 ・残便感 ・排便時の肛門の痛み
対応策	・酸化マグネシウム ・ルビプロストン ・上記が不十分なら刺激性下剤* ・オピオイドスイッチング	・硬便なら大腸通過遅延型と同様の対応 ・軟便なら便処置または刺激性下剤*

*刺激性下剤は，機械的腸閉塞では使用しない．
この表は，一般的な便秘の分類である．実際には，多くのがん患者では両タイプの便秘が併存している．

状がベースにあり，重症になるにつれ便排出障害が併存してくるように思います．それぞれに応じた対応方法があるので，排便マネジメントを検討する際の参考にします（表1）．

NG!!

「便は出てますか？」「便秘ではないですか？」これらの質問に対して「大丈夫です」と言われたら，それでよしとするのは NG です．便秘と判断する症状は患者によって異なるため，便秘が過小評価される可能性があるからです．患者から，しっかり排便状況と排便困難を聞き出すことが大切です．その最たるものが「溢流性便秘」（図2）です．宿便ではしばしば硬便が栓になり，軟～水様便しか隙間を通過できないために見かけ上は下痢になります．本当の下痢ではなく，水様便の溢流です．

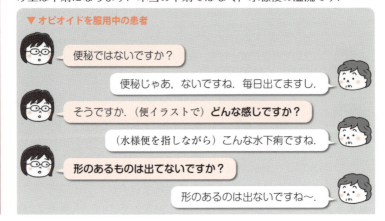

▼オピオイドを服用中の患者

- 便秘ではないですか？
- 便秘じゃあ，ないですね．毎日出てますし．
- そうですか．（便イラストで）**どんな感じですか？**
- （水様便を指しながら）こんな水下痢ですね．
- **形のあるものは出てないですか？**
- 形のあるのは出ないですね～．

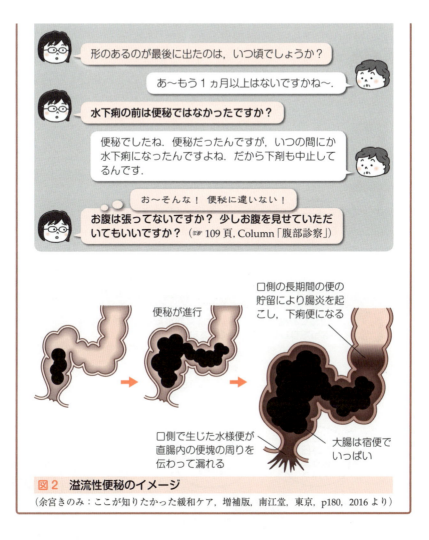

図2 溢流性便秘のイメージ
（余宮きのみ：ここが知りたかった緩和ケア，増補版，南江堂，東京，p180，2016 より）

■オピオイドスイッチングという選択

　　排便マネジメントの1つとして，オピオイドスイッチングがあります．
　　特に，**「オピオイドを始めて便秘になりましたか？」**などの質問を通してオピオイドが原因の便秘であることがわかれば，オピオイドスイッチングが選択肢となります．排便マネジメントがむずかしいか？ 便秘によるQOLの低下が著しいか？ などから，オピオイドスイッチングの必要性を見極めます．

▼症状のスクリーニングの一環として……②

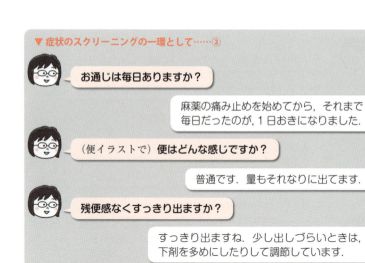

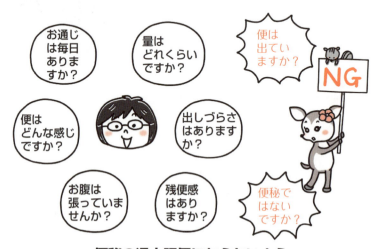

便秘の過小評価にならないよう
排便状況と排便困難についてうまく問診しよう

Column
腹部診察

　宿便がある患者の腹部を診察すると，軽く膨満しており，腹部打診で鼓音が聴こえたりガスが溜まった状態であることが多くみられます．痩せている場合には，触診で硬い便塊を触れることがあります．必要に応じて，仰臥位のX線写真で宿便の貯留を確認するとよいでしょう．特に「私は便秘ではない」と下剤に抵抗感がある患者では，X線写真による便秘の情報を共有することが，下剤への安心感につながります．

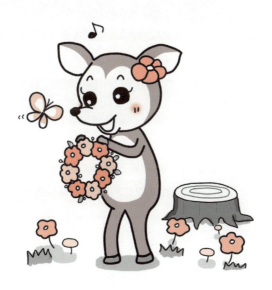

便秘②

5 便秘に対して，何かご自身で工夫されていることはありますか？

? 何のための質問
すでに行っている便秘に対するセルフケアを抽出し，より適切なセルフケアを推進するための質問です．

! こんなときにする質問
便秘に対して，対応方法を検討するときに質問します．

| セルフケアについて質問 | 便秘に対して，何か工夫されていることはありますか？下剤はどんなふうに調節されていますか？ |

↓

| セルフケアを尊重 | ご自身でちゃんと工夫（調節）されているのですね |

↓

便秘によるQOL低下を共有しながら……

より有効なセルフケアを提案し話し合う

　便秘はかなりつらい症状ですが，セルフマネジメントの効果が期待できるため，すでにセルフマネジメントを行っている患者は多いものです．そもそも，排泄は生活の中で最も他人に触れられたくない部分です．そのため，排便マネジメントを効果的に行っていくには，患者みずからがセルフケアとして便秘対策を行う必要があります．**医療者は患者にセルフケアの重要性を強調し，患者自身で緩下薬の調整が行えるような患者教育が大切**になるのです．

一方,「排泄も自分の思うようにならない」と,自律性が損なわれ心理的な苦痛につながることがあります．このような心理的な側面も配慮した対応が,特に排便マネジメントでは重要になることを忘れてはなりません．

　以上のことを踏まえ,今まで行っていたセルフケアが抽出できたなら,**「工夫をされているのですね」と患者の取り組みを尊重**します．そのうえで,必要な排便マネジメントの提案やセルフケアの教育を行うとよいでしょう．

　その際,十分な排便マネジメントが得られていなければ,**「便秘のせいで困っていることはどんなことですか?」「お腹が張ったり,食欲が落ちたりしませんか?」「出すとき大変ではないですか?」**など便秘によるQOLの低下,あるいは排便困難による苦痛について質問します(☞第Ⅲ章-4)．抽出された「便秘による苦痛」に合わせて,**より有効なセルフケアを提案し,話し合う**とよいでしょう．

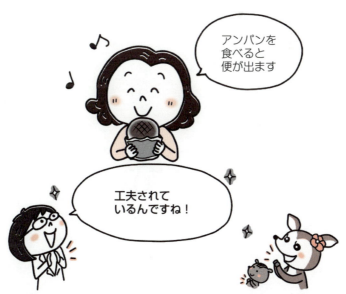

排便マネジメントの最大のポイントはセルフケア!

5 便秘に対して,何かご自身で工夫されていることはありますか?

▼ 便秘がある患者

 便秘に対して, 何かご自身で工夫されていることはありますか？

 1週間便が出なかったところで, ピコスルファート（大腸刺激性下剤）を飲んでます. そうすると翌日出るんです.

 ご自身で下剤をちゃんと調整されているのですね. 便が出ない1週間, 徐々にお腹が張って, 食欲がなくなってきたりしないですか？

 だんだんお腹は張ってきます. 食欲もなくなってきて, 出るとすっきりして, また食べられるようになります.

 そうですか. 3日排便がなかったら, 下剤を使ってみると食欲が維持できるかもしれませんね.

 そうですね. そうしたほうがよいでしょうか？

 そうですね.

　このように, 患者の意向を尊重しながら, 適切なセルフケアを促進すると信頼関係につながりやすいでしょう.

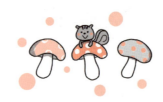

Column
セルフケアとしての食事指導の落とし穴

セルフケアの1つとして食事指導があります．便秘の食事指導としてよくあるのは，食物繊維を摂るように促すことだと思います．しかし，腸管の狭窄がある場合には，食物繊維が便秘を助長させるので，逆に低残渣食へ変更することが便秘の解消につながります．

このように食事指導は，患者の腸管の状況に配慮する必要があり，また患者のストレスになることもあるので，個々の状況に合わせて慎重に行う必要があります．一般にがん患者では，治療中に指導された食事が摂取できなくなることも多いため，食事指導だけに頼るのではなく，緩下薬や便処置を自己調整できるようにしておくほうが得策といえるかもしれません．

ただし，患者みずからが効果を実感し，かつ好んで行っている排便マネジメントは，危険がない限り尊重するのが何よりでしょう．

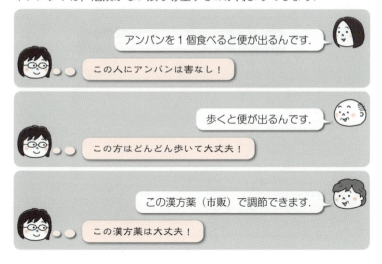

6 下痢する前のお通じはどうでしたか？

❓ 何のための質問
　進行がん患者における下痢の原因を探索し，対処法を検討するための質問です．

❗ こんなときにする質問
　下痢があるが，オピオイドを使用しているなど，便秘による下痢（溢流性便秘）が疑われるときにする質問です．

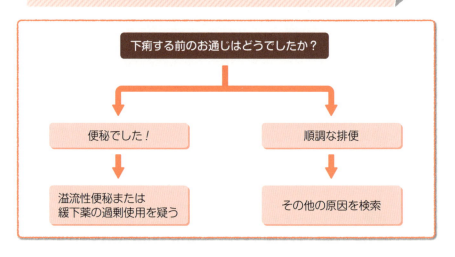

　下痢は，水分量が多い液状〜泥状の便，あるいは便回数が多いことであり，腸粘膜の吸収障害・分泌亢進，腸蠕動の異常亢進，腸内容の浸透圧上昇によって生じます．

　緩和ケア診療における下痢の原因は，多岐にわたります（表1）が，原因として圧倒的に多いのは，**「溢流性便秘と緩下薬の過量投与」** です．

表1 進行がん患者の下痢の原因

腸管狭窄・便秘	・溢流性便秘 ・不完全な腸閉塞
薬剤	・緩下薬の過剰投与 ・便秘に傾く薬剤（溢流性便秘） ・抗菌薬（出血性腸炎，偽膜性腸炎） ・その他：鉄剤，NSAIDs，ジギタリス
がん治療	・放射線性腸炎 ・化学療法（イリノテカン，フルオロウラシル，シスプラチンなど） ・手術：胃切除症候群，回盲部切除後の胆汁吸収低下，結腸切除後の水分吸収低下，膵全摘術後の消化不良
膵機能不全	・膵頭部がんによる閉塞性膵炎 ・胆道閉塞による胆汁流出の減少（閉塞性黄疸）
その他合併症	・感染，糖尿病，慢性膵炎，肝硬変，潰瘍性大腸炎など

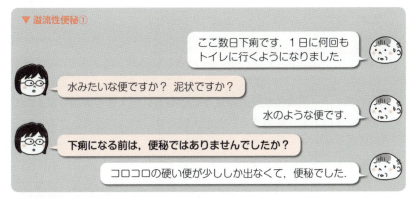

▼ 溢流性便秘①

ここ数日下痢です．1日に何回もトイレに行くようになりました．

水みたいな便ですか？ 泥状ですか？

水のような便です．

下痢になる前は，便秘ではありませんでしたか？

コロコロの硬い便が少ししか出なくて，便秘でした．

このように，特にオピオイドを使用していて下痢がある場合には，まず**「宿便による下痢」**を疑います．これらは，先行する便秘を確認することで診断できます．

また，宿便に対して下剤を増やしてもなかなかマネジメントが得られない場合，副交感神経が優位になる夜間になると腸蠕動が亢進し，**下痢と蠕動痛のため不眠になる**ことをよく経験します．

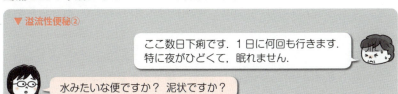

▼ 溢流性便秘②

ここ数日下痢です．1日に何回も行きます．特に夜がひどくて，眠れません．

水みたいな便ですか？ 泥状ですか？

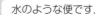水のような便です．

下痢になる前は，便秘ではありませんでしたか？
コロコロの硬い便が少ししか出なくて，便秘でした．
便秘のための下痢だと思います．日中に処置などで積極的に便を出す対策をして，夜はきちんと眠れるようにお腹の動きを少し抑えるようにしましょう．

　このように，夜間頻繁な下痢のため，睡眠確保がむずかしい場合には，朝から昼にかけて積極的な排便マネジメントを行い，夕方は緩下薬を控え，夜間はいったんブチルスコポラミンで腸管の蠕動を抑制するようにします．

関連する質問とその後の対応

■下痢の発症様式と随伴症状を確認する

　下痢では，**感染性か非感染性かで治療方針が大きく異なりますので，まず感染性の下痢を除外することが大切です**．感染性腸炎による急性下痢は病原微生物や有害物質を排除するために生じることから，安易に止瀉薬を使用することはできません．

　下痢が急性に出現し，発熱など感染兆候を伴う場合には，摂取した飲食物の確認や便検査を行うなど感染性腸炎を除外したうえで止瀉薬を使用します．衰弱や悪心・嘔吐によって止瀉薬の内服ができない場合には，ブチルスコポラミン注の持続投与，難治性の場合には保険適用外ではありますが，オクトレオチドの併用が有効です．

■服薬歴を確認する

　薬剤による原因として注意しなければならないのが，緩下薬と抗菌薬です．

ⓐ 緩下薬

　緩下薬の服薬状況を確認し，過剰な緩下薬が原因になっているようなら，緩下薬は減量し，他の作用機序の緩下薬や処置の追加など，適切な排便マ

ネジメントを行います．

b 抗菌薬

　特に合成ペニシリン製剤服用中に，下痢，血便，腹痛が突発して生じるときには抗菌薬起因性出血性腸炎をまず考えます．加えて進行がん患者は易感染状態にあることが多く，**広域スペクトラムの抗菌薬治療の合併症として Clostridium difficile（CD 菌）による偽膜性腸炎を生じることがあります**．抗菌薬投与により腸内細菌叢が変化し，腸管内の常在菌である CD 菌が増殖し，これが産生するトキシンが粘膜を障害し偽膜性腸炎を起こすとされています．すべての抗菌薬で発症する可能性があり，使用1〜2週から下痢，粘液便，発熱，腹痛などが発症しますが，**抗菌薬使用後1〜2ヶ月後に生じることもあるので注意します**．抗菌薬の使用歴と症状との関係を確認しましょう．この場合の下痢には，モルヒネを含めた止瀉薬は，CD 菌が産生する毒素の排出を遅延させるので使用しません．

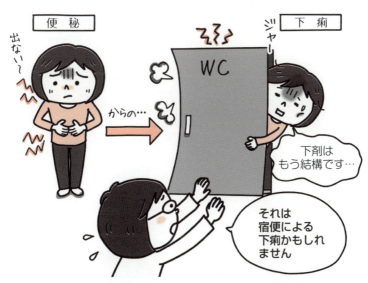

オピオイド使用中で下痢…　宿便による下痢を疑ってみる

口腔ケア①

7 お口のことで何か変化はありませんか？ ピリピリした痛みや違和感はありますか？

? 何のための質問
　口腔カンジダ症を早期発見するための質問です．

! こんなときにする質問
　すべての進行がん患者に対して質問します．

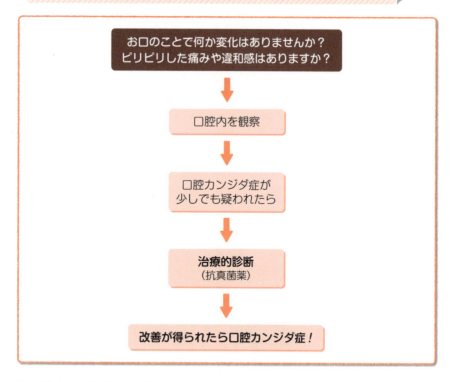

■ 口腔カンジダ症を見逃さない

　口腔カンジダ症は，がん治療期，終末期を問わずがん患者の口腔感染の中で最も頻度が高いため，進行がん患者が口腔内の痛みを訴えたらまずは

口腔カンジダ症を疑います．ところが，口腔カンジダ症は見逃されることが多く，その一方で，早期に診断し抗真菌薬を使用することで劇的に治癒します．したがって，進行がん患者においては，**常に口腔カンジダ症を念頭に置く**ことが大切になります．

　口腔カンジダ症が見逃されやすいのは，口腔内の観察が不十分であるのに加えて，観察しても視診による診断には熟練を要するためです．カンジダ症には，表1のような複数のタイプがあります．「舌を出してください」，とお願いして，舌背部（ベロの表面）や頬粘膜などに白い膜やヨーグルト状の白いかす（偽膜）がついている場合（白いカンジダ症）には，明らかにカンジダ症だとわかりますが，それでも一目見てわかるようになるまでは経験を必要とします．白っぽいのは，舌苔なのか口腔カンジダによる偽膜なのか，鑑別がむずかしかったり「赤いカンジダ」や「厚いカンジダ」

表1　口腔カンジダ症の病型

病型	特徴
白い口腔カンジダ症	● 偽膜性カンジダ症 ● 最も一般的 ● 自覚症状がないことも多い ● 口腔内に容易に除去できる白い膜や，ヨーグルト上の白いかす（偽膜）が付着する
赤い口腔カンジダ症	● 紅斑性カンジダ症 ● 比較的一般的 ● 痛み・違和感などの自覚症状がある ● 舌乳頭が消失してツルツルとなる ● 舌や口腔粘膜が周囲より赤くなった病変がないか，観察する ● もともと口腔粘膜は毛細血管の色で赤く見え，見逃しやすいため注意を要する ● また，一様の発赤ではなく，一部に偽膜がないか，よく観察するとよい
厚い口腔カンジダ症	● 肥厚性カンジダ症 ● 口腔粘膜が厚くなる ● 頬粘膜や舌が厚ぼったくなる
その他の口腔カンジダ症	● 口腔粘膜の潰瘍，口唇炎（口唇の一部が剥離する），口角炎（口角が切れる） ● これらが単独で生じることは少なく，多くの場合，口腔内に他の病変を認める ● いずれも難治性となることがある

口腔カンジダ症は多様な病型があり，複数の病型が混在していることもある．

表2 口腔カンジダ症とヘルペスの相違

	症状	食事による影響
カンジダ	持続性，ヒリヒリ，ピリピリ	食事による痛みの増悪，食べ物がしみる
ヘルペス	持続性，刺すような強い痛み	痛くて食べられない

をカンジダ症と診断することには躊躇を伴うこともあります．

そんなときでも，痛みや違和感について質問し，口腔カンジダ症に特徴的な**「ピリピリ痛む」「ヒリヒリ痛む」「食事がしみる」**ということがわかれば，**口腔カンジダ症を疑い治療的診断**として抗真菌薬（ミコナゾールゲル）の塗布を行ってみます．1～3日程度で症状が改善すれば口腔カンジダ症と診断することができます．症状の改善とは，自覚的な痛み・違和感・味覚障害および粘膜病変が改善することです．

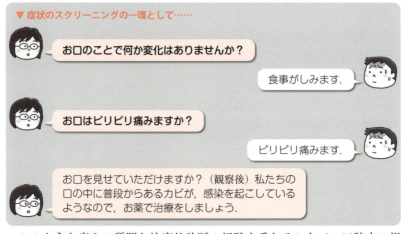

このような痛みの質問と治療的診断の経験を重ねることで，口腔内の視診の熟練度が上がってきます．

また水泡形成があり，痛みが激しい場合などには，**ヘルペス性口内炎**を疑います（表2）．

■ **すべての患者に質問する**

すべての進行がん患者は易感染性宿主だからです．加えて全身状態の悪化や化学療法，オピオイド，抗うつ薬などの副作用により口腔乾燥をきたしやすく，口腔内の問題を生じやすいためです．特に，経口摂取量が低下

している，ステロイドを使用している患者では注意しましょう．体力が低下し，自分で口腔内保清ができなくなると，ますます口腔乾燥をきたし日和見感染によるカンジダ症を発症しやすくなります．

関連する質問とその後の対応

■ 口腔内の簡便な観察方法

図1に，忙しい診療の中でも口腔内の病変をできる限り見逃さない簡便な方法を示しました．患者に協力してもらう方法のため，痛みも伴わず，手袋や舌圧子がなくても観察できます．ただし，**ペンライトはあったほうが格段に観察しやすくなります**．

抗がん剤による口腔粘膜炎は，通常，非角化粘膜（口唇裏面，頬粘膜，舌側縁，舌腹，軟口蓋）に生じます．逆に，**角化組織（舌背部，硬口蓋，歯肉）**に異常所見が観察されたら，口腔カンジダ症を代表とした感染の関与を疑い，ミコナゾールゲルなどによる治療的診断を行うとよいでしょう．

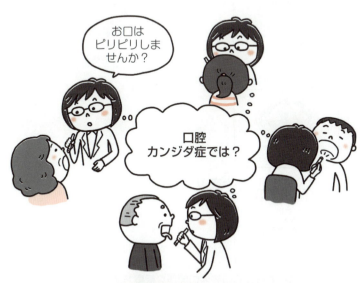

口腔カンジダ症を見逃さないためには…
全員に問診を！　疑ったら治療的診断を！

❶「下唇をめくってください」 　　　　　「上唇をめくってください」

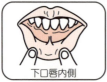
下口唇内側

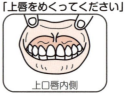
上口唇内側

❷「右を向いてください」 　　　　　　　「左を向いてください」
➡「アーっとお口を開けてください」 　➡「アーっとお口を開けてください」

右頰粘膜

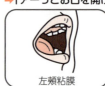
左頰粘膜

❸「舌を出してください」

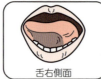
舌背部

➡「舌で右脇をなめてください」 　　　➡「舌で左脇をなめてください」

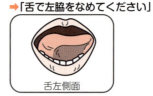

舌右側面　　　　　　　　　　　　　　舌左側面

➡「上の前歯の裏側をなめてください」

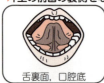
舌裏面，口腔底

❹「アーっと声を出してください」

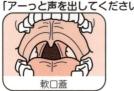
軟口蓋

図1　手袋なしで行える口腔内の簡便な観察方法

患者自身に唇をめくるなどの動作を行ってもらえば，手袋なしで観察できる．

NG!!

　痛みだけを質問し，口腔内を観察しないことはNGです．口腔カンジダ症の特徴は，持続性の弱い痛みとされますが，無症状のこともあり，また鎮痛薬の使用により痛みを感じにくくなっていることもあります．一般的に，自覚症状は白いカンジダ症＜赤いカンジダ症です．そのため，問診と口腔内の観察の両者が必須となります．

　特に化学療法による口腔粘膜炎は，軽度では痛みがなく，口腔粘膜炎の進行または感染症を合併してはじめて痛みが出現します．軽度の口腔粘膜炎を見つけ，口腔ケアの習慣化を指導することによって，その後のカンジダなどの感染や難治化の予防につながります．

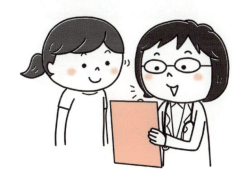

8 歯は磨いていますか？
お口のケアはしていますか？

? 何のための質問
セルフケア能力を見極めるための質問です．

! こんなときにする質問
口腔乾燥，口腔カンジダ症，口腔粘膜炎などの口腔内の問題が生じているときに質問します．また体力が低下しつつあるとき，あるいは腸閉塞などにより飲食をしなくなったときは，セルフケアが疎かになりやすいのに加えて医療者がそのことに気づきにくいため，必ず質問するようにします．

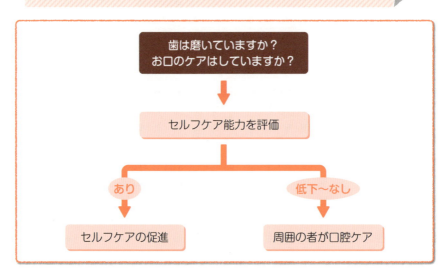

　口腔内の問題は，食べることに直結し苦痛が強いため，**予防が大切**です．口腔乾燥，口腔カンジダ症などの口腔内の問題を予防するためには，**口腔内の保清と湿潤状態の確保**が必要となります．このような口腔ケアは，通常，患者自身がセルフケアとして行います．ところが，進行がんでは体力低下などによって徐々にセルフケアができなくなるため，常に患者のセル

フケア能力を見極める必要があります．そして，**セルフケアが困難な時期を見逃さずに，周囲の者が口腔ケアを行うことが大切**です．

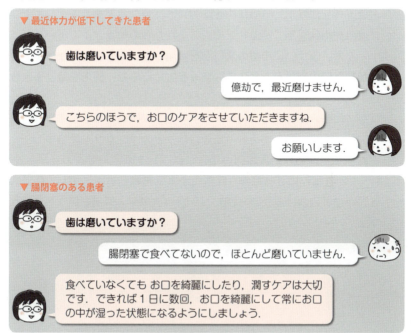

このように飲食していない患者では，口腔ケアの必要性が十分認識されていないことがあります．**飲食していないと，口渇が最大の苦痛**ということも多いため注意します．

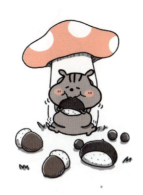

その後の対応

　1日3回程度のブラッシングによる口腔内の保清に加え，口腔粘膜の保湿は1日8回以上，日中は約2時間おきに行うことを目安とします．保湿には口腔用保湿剤，ワセリンや白ごま油などの塗布がよく用いられています．なお，うがいに市販の洗口液を使用している患者を見かけますが，刺激があり口内炎があるときには痛みを生じるので，使用を避けるよう指導します．

　ケアに痛みが伴う場合には，リドカインで鎮痛対策をしてから口腔ケアを開始します．痛みが局所の場合にはリドカインゼリーを塗布して3分程度置きます．痛みが広範囲の場合には，リドカイン含有のうがい液を30秒〜1分程度停滞させてから吐き出すよう指導します．また，体力低下の著しい患者における長時間(10分以上)のケアや，苦痛を伴うケアは避けます．

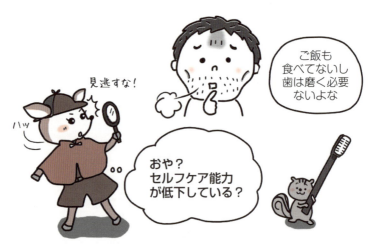

お口のセルフケア，できなくなる時期を見逃さず口腔トラブルを予防！

第Ⅳ章

倦怠感・食欲不振についての質問

倦怠感①

1 疲れやすいですか？ 億劫ですか？

? 何のための質問
　倦怠感を抽出するための質問です．

! こんなときにする質問
　スクリーニングとして定期的に質問します．外来通院中であれば来院時に，入院中であれば1週間に1回程度，また，食事量や血液データなど他覚症状の急激な変化がみられたときにも質問します．

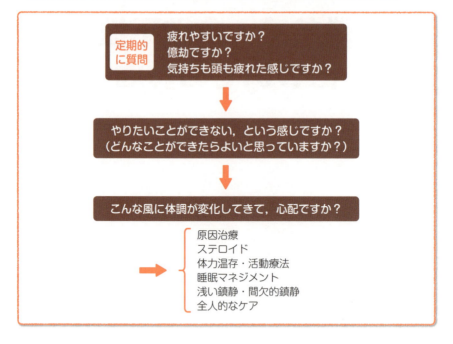

■ **倦怠感について質問する意義**
　　倦怠感は過小評価されやすいものです．多くの患者は，倦怠感は当然のことで治療法がないと思っています．医師も倦怠感は治療すべきものと認

表1　進行がん患者の倦怠感の原因

一次的倦怠感	・腫瘍の存在などによる炎症性サイトカイン
二次的倦怠感	**抗腫瘍治療**：放射線治療，化学療法 **薬剤性**：　　オピオイド，向精神薬， **全身性**：　　便秘，悪心・嘔吐，貧血，感染症，脱水 **代謝性**：　　電解質異常，肝不全，腎不全 **内分泌**：　　副腎不全，高血糖，性ホルモン低下 **心因性**：　　抑うつ，不安，不眠 ・悪液質症候群

一時的倦怠感に特異的な検査データはなく，二次的倦怠感を除外したうえで診断される．治療に当たっては，まず二次的倦怠感の原因検索を行い，改善可能な病態が同定されれば，その病態に対しての治療を検討する．そのうえで残存する倦怠感に対する症状緩和として，ステロイド（デキサメタゾンあるいはベタメタゾンで1日1～8 mg程度）が使用される．
（余宮きのみ：ここが知りたかった緩和ケア，増補版，南江堂，東京，p143，2016より）

識していないために問診することが少ないのですが，倦怠感が生活へ及ぼす影響は大きく，倦怠感を抽出する意義は深いといえます．

　倦怠感が問題になるのは，**倦怠感そのものの苦痛に加えて，「やりたいことができなくなる」**ことです．また倦怠感をキャッチできれば，**倦怠感を主訴とする治療可能な病態を一早く発見し，治療**することもできます．がん患者の倦怠感の原因として代表的なものは，貧血，電解質異常，感染症，肝・腎機能障害，脱水，薬剤（抗がん剤，オピオイド，向精神薬など）です．さらに不眠，抑うつが関与していることも多く，睡眠マネジメントを行うことで，倦怠感が改善する可能性があります．また，症状緩和としてステロイドを適切に使用することで「やりたいことができる」ようになる可能性があります．**タイミングよく倦怠感を抽出することが，限りある時間を有意義にすごす援助につながる**のです（表1）．

■ 倦怠感の質問が活きるタイミング

　定期的に質問する理由は，患者からの自発的な訴えが得られにくい症状だからです．治療中の患者では倦怠感を訴えると治療を中止されるのではないかと心配し，みずから倦怠感を訴えないことも少なくありません．加えて，終末期の倦怠感に対する**ステロイドは，比較的全身状態が良好な患者で効果が期待**できます．体液過剰兆候や眠気がある，ほとんど臥床ですごすような日常生活動作（activities of daily living：ADL），高度の倦怠感

であると，ステロイドによる効果が得られにくいと考えられています．

特に外来などでは，短い診療時間内で倦怠感を見抜くのはむずかしいものです．定期的に質問することで，ステロイドが有効な時期を逃してしまわないようにしましょう．

NG!!

「だるいですか？」という質問では，うまく倦怠感をキャッチできないことがあります．

じっと安静にしていても倦怠感がある場合には「だるい」という返答になりますが，これは倦怠感が相当強いということです．多くの場合は，「じっと安静にしていれば楽だが，疲れやすいので動けない」という倦怠感であり，この場合「だるくはない」という返答になるため倦怠感がうまく抽出されないのです．「じっとしていれば楽だが，動くとすぐ疲れてやりたいことができない，億劫だ」といった倦怠感を抽出するには，「疲れやすいですか？」「億劫に感じますか？」という質問になるのです．

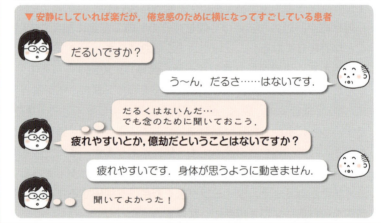

▼ 安静にしていれば楽だが，倦怠感のために横になってすごしている患者

- だるいですか？
- う〜ん，だるさ……はないです．
- (だるくはないんだ…でも念のために聞いておこう．) 疲れやすいとか，億劫だということはないですか？
- 疲れやすいです．身体が思うように動きません．
- 聞いてよかった！

■ 精神的倦怠感・認知的倦怠感をどう臨床で意味づけるか？

精神疲労を抽出するよい質問は**「気持ちも頭も疲れた感じですか？」**という質問です．倦怠感の強い患者の中には，この質問に対してうなずく患者がいます．このような精神疲労も聴取しておくと，倦怠感を緩和する薬剤（ステロイド，抗不安薬など）を投与した結果，「身体的な倦怠感は変わらないが，頭や気持ちの倦怠感はよくなった」という微妙な効果をキャッチするきっかけになることがあります．

▼ 精神的倦怠感・認知的倦怠感の確認

 疲れやすいですか？

 疲れやすいですよね．こうして横になっていれば楽だけど，トイレに行って帰ってくると，もう疲れちゃいます．トイレに行くのも，まあギリギリまで我慢してしまいますよね．

 そうなんですね．**気持ちも頭も疲れた感じですか？**

 そんな感じですよね．ちょっと前までは書類の整理やら本を読んだりしていたんですけど，もう精神的にも疲れました．細かいこと考える気力がないです．

 （NRSで倦怠感を質問する）（☞第Ⅳ章-2）

関連する質問とその後の対応

■ 治療効果の判定につなげる

「やりたいことができない，という感じですか？」「やりたいことができるようになってきましたか？」などと質問します．

倦怠感による苦痛は，「**倦怠感そのものの苦痛**」と「**やりたいことができない苦痛**」に分けられます．そのため，倦怠感の治療効果の判定も「だるさや疲れやすさは楽になったか？」とともに，「やりたいことができるようになったか？」という2つの側面から行います．

「やりたいことができない」という返事だった場合，続けて「**どんなことができたらよいでしょうか？**」と質問します．「自分のことが自分でできない」「新聞も読めない」「家事ができない」「大事な書類の申請をしたいが，役所にも行けない」など**具体的に患者の demands がわかれば**，ケアの糸口をつかむことができ，「そのようなことができるようになるよう，お薬を調整してみましょうか？」と薬剤調整の希望を尋ねることもできます．

対処例としては，**ステロイドによる薬剤調整**のほか，**夜間の睡眠マネジメント**，**生活の援助を含めた体力温存・活動療法**，**ごく浅い持続的鎮静，間欠的鎮静**などがあります．予後が日にち単位など短いと予測される場合には，ステロイドはむしろ不眠やせん妄の原因となるので減量し，休息できることを重視した対応とします．

▼ 外来場面（倦怠感のために困っていることを質問）

（食欲不振に少量のステロイドが処方されているけど、一見元気で体力的には保たれていそうだな……でもスクリーニングとして）

疲れやすいとか，億劫ということはないですか？

動くのが少し億劫です．最近は必要最低限の家事以外は横になっている時間が増えました．今日は電車にも乗れないな〜と思って，タクシーで来てしまいました．お金もないのに．

（そうなんだ〜．やっぱり倦怠感は見た目ではわからないものだな〜，ステロイドのよい適応だな！）

今，食欲不振でお飲みのステロイド，もう少し増やせますよ．増やすと少し動けるようになるかもしれませんが，どうですか？

ムーンフェイスがあるって説明を受けて，それは嫌なので薬は増やしたくないんです．

そうですか．**今動けないことで，困っていることはありますか？**

結婚したばかりの頃に主人を亡くしました……（涙）．それ以来，娘を女手一つで育ててきましたけど，先月から休職しているんです．娘はまだ高校生で未成年だから，私がいなくなった後，親戚の家ではなく施設に入りたいと言ってるんです．それで私が児童相談所に相談に行くことになってるんですが，こんな体力なんで行けてません．それだけが気がかりで……．

今，一番優先してやりたいことは，児童相談所に行くことでしょうか？

そうなんです．それさえやってしまえば．

ムーンフェイスが嫌だということですが，これから先，一番体力がある今，ステロイドを増やして児童相談所に行かれたほうがいいように思うのですが．

そうですか，それなら是非増やしてください．もうちょっと，体力が一時的でも上がれば行けると思うんです．それに，娘に買っておきたいものもあるんです．それはどうしても，母親の私が直接選びたいんです……．

■ 倦怠感の問診からの広がり

　倦怠感の増悪は，患者に死を連想させることがままあります．疲れて動けなくなる，トイレも人の手を煩わせる，じっとしているのが楽，目をつぶっていたい，眠っているのが楽，こうして眠っている時間が増えていって逝くのかなぁ，あとどれくらい生きられるのでしょうか，家族に伝えておかなければいけないこともあるので，これ以上苦しくなると耐えられないので早く楽にしてください……など，**全人的な訴えにつながっていきます**．単に倦怠感の問診ができればよし，ということではなく，**「こんな風に体調が変化してきて，心配ですか？」**などと，倦怠感を患者がどのように捉えているのか，というところまで聞いてみます．そうすると，気持ちや気がかり，希望の表出が促され，**全人的なケア**につながったり，先々，苦痛が耐えがたくなったときの選択肢として鎮静の説明を行う機会となることもあります．

▼ 倦怠感の話題は全人的ケアへ広げやすい

疲れやすいですか？

そうですね．食事でテレビを見ながら座っていると，20分もすると疲れちゃってすぐ横になっちゃいます．普通だったら1〜2時間，椅子に座っているんでしょうけど．

疲れやすいので，やりたいことができないということはありますか？

何よりもう気力がね〜．前なら本を読んだり時間つぶしができていたのに，**気力が落ちてる**．どうしてもやらなければならないこと，手紙を書くとかアンケートを書くとか書類を整理するとか，そういうのは午前中のうちにして，できています．それで**午後はゆっくり休む**ようにしています．でもストマの取り換え，週1回ですけど，グッズ並べて，**くたびれてしまいます**．看護師さんも忙しいから，気兼ねするし……**あとどれくらいなんでしょうか？** 2〜3ヵ月もつかな〜この身体で，って思います．

こんな風に体調が変化してきて，ご心配ですか？

数年前に妻も同じ病気で亡くなったんです．似たような経過なのかな～って．もともと仲がいい夫婦だったけど，ここまで同じとはね．息子とは別に暮らしているので，私が妻のところに逝ったときに，息子が一人で困らないように，お墓や書類の整理をして少しずつ伝えています．もう少し頑張れると思います．でもこうして，話しやすいのはいいですね．

 だるさを和らげるお薬を調整することもできますが，いかがですか？

 ゆっくり休み休みやってますから，まだ大丈夫です．

 わかりました．

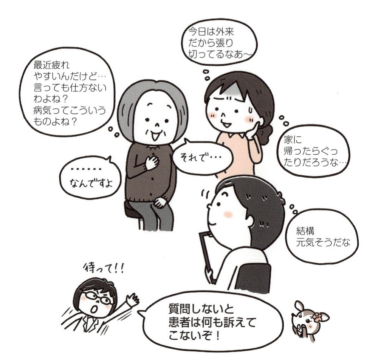

倦怠感を積極的に訴える患者は少ないと心得て，スクリーニングとして毎回質問するべし！

■ 答えが得られない場合には

他の症状が強い場合には，倦怠感を尋ねても「痛みのほうがつらくて」など，倦怠感の有無について返答が得られないことがあります．患者は倦怠感に焦点が当たっていないのですから，気になっている苦痛を和らげることを優先するということで一向に構いません．

▼ これから痛みの治療を始める患者

倦怠感もスクリーニングしておかなくちゃ．
疲れやすいとか億劫だ，ということはありますか？

じっとしていれば楽ですけど，やっぱり動くと痛いです．動くのは億劫ですね．

まずは痛みへの対応ですね．

そうですね，痛みさえなければ 100 m は走れる元気がありますね．

Column
抑うつとの鑑別は常に念頭に

積極的な治療が奏効せず，悪い情報を聞き不安に襲われる……そのまま長期間，抑うつ状態にとどまってしまう患者もいます．そして，うつ病による著しい倦怠感を生じることがあります．食欲低下や体重減少も伴うため，病状進行による倦怠感なのか，抑うつによる倦怠感なのか，しばしば鑑別がむずかしいものです．

鑑別がむずかしい場合の臨床的な対応としては，まず 3 日程度ステロイドを投与し，それで倦怠感の改善効果がない場合に，抑うつとして対処すると円滑です．そして，大うつ病の鑑別を行います．大うつ病ではなく抑うつである場合には，支持療法，熟睡感が得られるような睡眠マネジメント，必要に応じた向精神薬の調整を行います．ただし，向精神薬の副作用として眠気が逆に倦怠感の原因となることがあるので，注意しましょう．

鑑別に悩んだときにステロイド投与を先行させる理由は，倦怠感に対するステロイドの効果は 1〜3 日以内と短期で判断できるのに対して，抑うつに対する向精神薬，精神的ケアの効果は時間を要することが多いためです．時間が限られている中で，迅速な判断をするための対策です．

2 疲れる感じ（だるさ）はどれくらいですか？

❓ 何のための質問
　倦怠感の強さを患者と共有し，治療効果の評価，治療方針の再検討をするための質問です．また強さのパターンを知ることで，治療・ケアの方針を見出すことができます．

❗ こんなときにする質問
　疲れやすい，億劫，だるいということが抽出されたら（☞第Ⅳ章-1），NRSなどで「この疲れる感じ（だるさ）はどれくらいか」質問します．痛みなどの他の症状でも同様ですが，数値で表現することが苦手な患者では無理をする必要はありません．

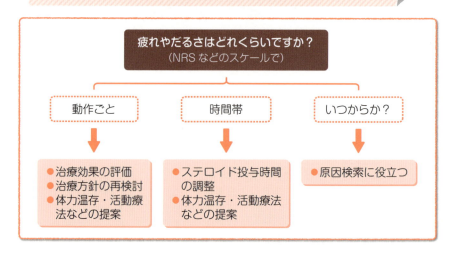

■ 動作ごとに NRS などで質問する
　疲れやすい患者では，「じっとしていれば，1くらいだが，食事で3，トイレに行くのは5，外出はむずかしい」というように，動作によって強さは異なります．これは倦怠感の強さがわかるメリットに加えて，ステロイドを使用する場合，その効果を測り，投与量調整を検討するうえで役立ち

ます.「これ以上考えられないほどだるい（疲れる）のを10，だるさ（疲れ）がないのを0とすると，今はどれくらいのだるさ（疲れ）ですか？」と質問することに抵抗を覚えるのは，自然のことかもしれません．筆者自身もはじめて質問したときは恐る恐るでした．ところが意外にも数字で答えてくれる患者は少なくありません．NRSの絶対値ではなく，相対的なものに意味があります．

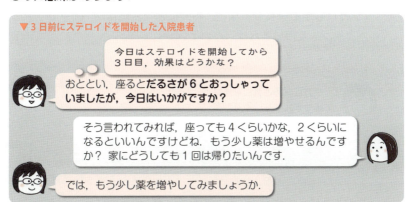

▼ 3日前にステロイドを開始した入院患者

今日はステロイドを開始してから3日目，効果はどうかな？

おととい，座るとだるさが6とおっしゃっていましたが，今日はいかがですか？

そう言われてみれば，座っても4くらいかな，2くらいになるといいんですけどね．もう少し薬は増やせるんですか？ 家にどうしても1回は帰りたいんです．

では，もう少し薬を増やしてみましょうか．

このように，症状緩和やケアの効果を測ることは，治療方針の再検討に役立ちます．

また，必ずしも数字で聞かなくても，ADLの中での倦怠感の増強をキャッチできれば，体力温存・活動療法の提案などのケアにつながります．

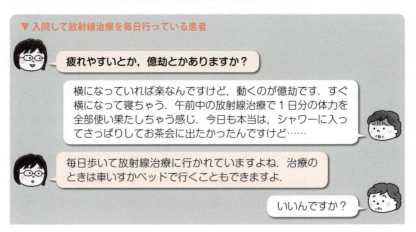

▼ 入院して放射線治療を毎日行っている患者

疲れやすいとか，億劫とかありますか？

横になっていれば楽なんですけど，動くのが億劫です．すぐ横になって寝ちゃう．午前中の放射線治療で1日分の体力を全部使い果たしちゃう感じ．今日も本当は，シャワーに入ってさっぱりしてお茶会に出たかったんですけど……

毎日歩いて放射線治療に行かれていますよね．治療のときは車いすかベッドで行くこともできますよ．

いいんですか？

補助の道具を使って体力は温存して、やりたいことに体力を残しておいたほうがいいですよね．

そうしてもらおうかな．

■ 時間帯によって NRS が変化するか質問する

「夕方になると強くなるなど，時間による変化はないですか？」と時間のパターンも質問できれば，なおよいでしょう．

▼ 倦怠感①〜時間帯による変化の確認

夕方になると強くなるなど，時間による変化はないですか？

朝起きたばかりは 0 だけど，いろいろ朝の作業をしている間に疲れてきて，午後になるとぐったり 8 で動けないですね．

　このように，午後や夜になってくると疲労感が強くなる患者は多いものです．ステロイドを朝 1 回で投与している患者で，午後に疲労感が強くなり，改善したいと感じているようならば，ステロイドを朝と昼の分割投与に変更するなどの工夫ができます．また活動により疲労感が強くなる場合には，エネルギーを消耗する活動を分割して行う，休息を取り入れるなどの**体力温存・活動療法**を念頭に，1 日のスケジュール調整を提案するとよいでしょう．

■ 始まりと最近の状況を質問する

　「疲れる感じはいつからですか？」「最近急に強くなっていませんか？」などと，倦怠感の始まりと最近の状況を尋ねます．**対応が必要なのは，最近 1〜2 ヵ月以内に急速に強くなっている場合**です．この場合には，始まった時期の随伴症状，たとえば，痛み，呼吸困難，食欲不振，電解質異常，肝・腎機能障害などと関連づけられるかどうか考えます．これらの**随伴症状や随伴所見があれば，随伴症への対応を行うことで倦怠感を改善できる可能性があります．**

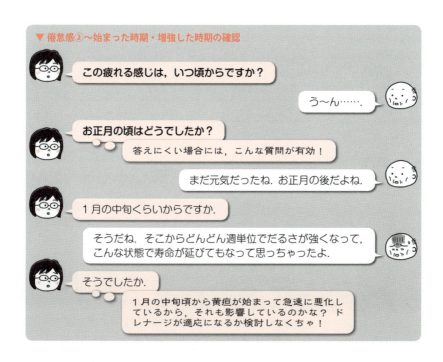

■ 症状を群で捉える〜symptom cluster[注]

　　倦怠感のある患者の多くは他の症状を併せ持っており，倦怠感と他の症状が関連し合っています．終末期に向かうほど疲れやすく動けなくなりますが，それは，倦怠感単独によるものではなく複数の症状が混在して生じるものです．症状について質問するときも治療を検討するときも，眠気，痛み，呼吸困難，悪心，倦怠感……と症状ごとに分けて質問し治療するよりも，併存し関連し合っている症状を1つの症候群のように捉えるほうがうまくいくことを念頭に置くとよいでしょう．質問例としては**「だるいのは，息苦しさ（他の併存症状を入れる）も影響しているんでしょうか？」**などです．

[注] symptom cluster：2つ以上の症状が関連し合って併存していることをいいます．最近，がん患者の症状を1つの群（symptom cluster）として捉えて，治療を検討する考え方が提唱されています．筆者は，倦怠感について質問したときに，symptom cluster として症状を捉えて治療を検討することが多いと感じています．

▼「痛み→不眠,食欲不振,日頃の眠気→倦怠感」のような図式になっている患者

今まで伺ったことをまとめてみると,2週間前あたりから**痛みが強くなって,夜眠れないために,日中も眠く,食事も摂れなくて,疲れやすく**なったのですね.

そうです.

倦怠感に対するステロイドも必要な可能性はあるけれど…….
まずは痛みの治療を始めましょうか.

お願いします.

▼腹部膨満感,労作時呼吸困難,倦怠感が混然一体となっている患者

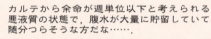

疲れやすいですか?

もう大分**疲れて**ますね.デイルームに行こうと思わないもの.前は水を取りに行ったりしてたけど.今はトイレと体重測定だけだね,歩くのは.

今この座っている状態で,**疲れは数字でいうとどれくらい**ですか?

6か7だね.だるいよね.歩くと息苦しくもなるし.

歩いたときの息苦しさは,数字でどれくらいになりますか?

5か6ね.何とか耐えられるくらいだけど.こうして座っていれば息苦しさはないよ.今,座ってますけど,これも長くはいられないですね.**お腹の張り**が影響しますね.

お腹の張りは数字でどれくらいですか?

それはもう8か9だね.それで横になるんですけど,やっぱりお腹がつっぱってきて上向きも長くいられなくて横向きになります.横を向いていても,だるいしね.**何もする気にならない,意欲がない**ね.

そうすると，お腹の張りと，動いたときの息苦しさと，だるさが，混然一体となっているんですね． そんな感じだね．

わかりました．少しでも全体が楽になるように，順番にお薬を調整していきますね． 何とか少しでも楽になるよう，期待しています．

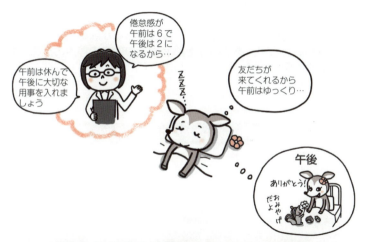

必ずしもNRSで質問しなくてもよいが…
「生活動作や時間帯による症状の増強」「症状発現の時期」
「随伴症状」をキャッチできれば治療やケアに直結！

> 食べられない①：早期膨満感など

3 食欲そのものがないのですか？それとも……

❓ 何のための質問
「食べられない」原因が食欲不振によるものなのか，それとも食欲はあるが早期膨満感などのため食べられないのか区別するための質問です．

❗ こんなときにする質問
「食べられない」原因が本当に食欲不振によるものなのか確認したいときに質問します．加えて，食欲はあるが腫瘍の浸潤や圧迫のため胃が広がらず，あるいは上部消化管の動きの停滞のため「食べるとすぐお腹いっぱいになってしまう（早期膨満感）」状態が疑われるときに質問します．

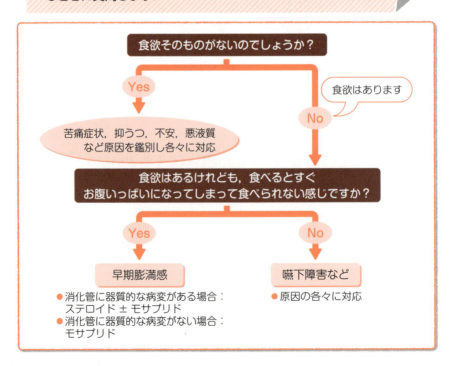

表1　食べられない原因

- 味覚障害，口腔カンジダ症
- 齲歯，義歯不適合，歯牙欠損
- 嚥下障害，嚥下時痛，誤嚥に対する心配
- 逆流性食道炎
- 消化性潰瘍・胃炎など
- 胃拡張不全，胃内容停滞（早期膨満感）
- 麻痺性イレウス
- 腸の狭窄・閉塞
- 他の苦痛症状（悪心・嘔吐，痛み，呼吸困難など）
- 感染症
- 悪液質症候群による食欲不振

これらの食べられない原因は，同時に食欲不振の原因ともなる．

　症状のスクリーニングで，「食欲不振あり」としている患者の中には，実は食欲そのものはあるが，早期膨満感で食べられない，誤嚥が心配で食べられないなどということがあるため，注意する必要があります（表1）．「食べられないから食欲不振」「食べている量が少ないから食欲不振」と早合点するのではなく，**もう一歩踏み込んでこの質問を繰り出してみると，「食べられる」ための治療やケアの方向性を見出すことができます．**

■ 消化管に器質的な病変がある場合

　「**胃拡張不全→早期膨満感**」の状態を疑う病変としては，肝腫大，膵頭部腫瘍，胃の占拠性病変，腹水などがあります．これらの病変があると，消化管運動が妨げられ機能的にも機械的にも胃拡張不全になり，食べたくても食べられない状態になります．

▼ 肝転移による胃拡張不全が疑われる患者

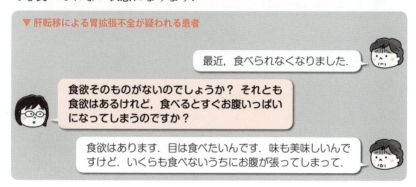

このように，画像所見や腹部の理学所見から胃拡張不全が疑われる際には，早期膨満感の有無を確認することで治療方針が見えてきます．

■ 消化管に器質的な病変がない場合

病変がなくても，進行がん患者などでは**「上部消化管蠕動の停滞→早期膨満感」**から，「食べたいと思って食べるけれど，すぐお腹がいっぱいになり，もういらないとなってしまう」と訴える場合があります．

また，食べる量が少ないので周囲からは「食欲不振」と思われていますが，「実は食欲はある」場合があります．

▼「食欲不振が問題」と申し送りがあった入院患者

（患者本人の）食欲がないんです．入院してから1食に2口くらいしか食べないんです．

 と，ご主人はおっしゃるけど，ご本人は本当に食欲がないのかな？ ご本人に聞いてみよう．

食欲がないのですか？ それとも食欲はあるけれども，食べるとすぐお腹いっぱいになってしまって食べられない感じですか？

食欲はあるんです（夫，驚く）．食べたいんです．でも入院したときに先生から誤嚥に注意するように言われたんです．食べ始めるとその言葉がよぎって，心配で，これ以上食べちゃダメ，誤嚥してしまうって，食べないようにしてしまうんです．

 食欲はあって食べたいけれども，誤嚥について心配されているんですね．どのようにしたら誤嚥なく食べられるか，飲み込みについて少し診察してみましょう．

このように，きちんと質問してみないと食べられない原因はわからないものだなと改めて思います．

その後の対応

■消化管に器質的な病変がある場合

　通過障害の改善に，抗浮腫作用のあるステロイドの効果が期待されます．ただし，3ヵ月以上の予後が期待される場合には，ステロイドの長期投与による副作用が懸念されますので，まずは毎食前にモサプリドなど（内服負担がなければ＋六君子湯）を試してみます．また1回の食事量を少な目にして，お腹がすいたら食べるよう，分割して食事を摂るような提案が有効です．

　またステロイド投与に当たっては，次のような注意が必要です．すなわち，ステロイドを投与した結果，食欲だけ増進させて消化管の通過障害が改善されないと，食べることでかえって嘔吐や腹痛，腹部膨満感を助長させ，「**食欲だけが増して食べられない**」**という苦痛**につながります．したがって，「**食欲増進**」と「**消化管障害の改善**」のバランス，そして患者の希望を考えながらステロイドを使用する必要があります．

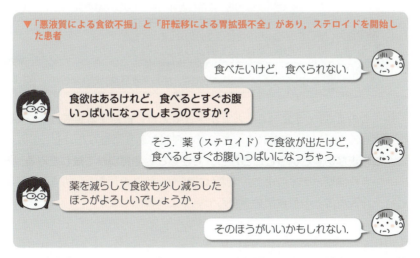

▼「悪液質による食欲不振」と「肝転移による胃拡張不全」があり，ステロイドを開始した患者

- 食べたいけど，食べられない．
- 食欲はあるけれど，食べるとすぐお腹いっぱいになってしまうのですか？
- そう．薬（ステロイド）で食欲が出たけど，食べるとすぐお腹いっぱいになっちゃう．
- 薬を減らして食欲も少し減らしたほうがよろしいでしょうか．
- そのほうがいいかもしれない．

　この患者は，ステロイド投与により，胃拡張不全を十分緩和できない状態で食欲だけが増してしまい，「食べたいのに食べられない」という苦痛が増した例です．それならば，消化管の通過障害がある患者ではステロイドを使用しないほうがよいのか，というとそうではありません．**患者の**「**食べる**」**ことへの希望の有無**を確認し，希望があればステロイドを試し

てみる，そしてその効果をきちんと評価し，患者と相談しながら投与量の調整や投与の可否について検討することが大切です．またステロイドではなく，上部消化管の動きを改善するモサプリドを毎食前に試してみるのもよいでしょう．

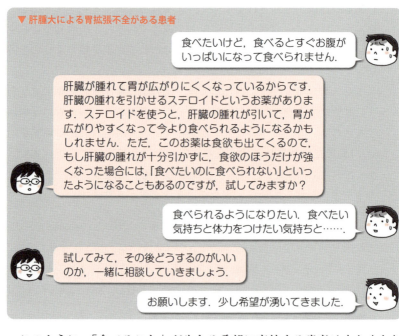

▼ 肝腫大による胃拡張不全がある患者

食べたいけど，食べるとすぐお腹がいっぱいになって食べられません．

肝臓が腫れて胃が広がりにくくなっているからです．肝臓の腫れを引かせるステロイドというお薬があります．ステロイドを使うと，肝臓の腫れが引いて，胃が広がりやすくなって今より食べられるようになるかもしれません．ただ，このお薬は食欲も出てくるので，もし肝臓の腫れが十分引かずに，食欲のほうだけが強くなった場合には，「食べたいのに食べられない」といったようになることもあるのですが，試してみますか？

食べられるようになりたい．食べたい気持ちと体力をつけたい気持ちと……．

試してみて，その後どうするのがいいのか，一緒に相談していきましょう．

お願いします．少し希望が湧いてきました．

このように，「食べること」が生きる希望に直結する患者は少なくありません．たとえ，薬剤によって患者の理想どおりにならないとしても，**「何もできない」というところから，できることを見つけて試してみる**，そういった診療・ケアの中で，患者は病状や症状との付き合い方をつかんでいく，医療者との信頼関係を育んでいくように感じます．

■ 消化管に器質的な病変がない場合

上部消化管運動の停滞によるものと考えられる場合には，毎食前にモサプリド（内服負担がなければ＋六君子湯）を試します．内服が困難な場合には，メトクロプラミド注を錐体外路症状に留意しながら試してみます．また，このような患者は消化管全体の運動が低下しており食事量も少ないため，しばしば便秘を併せ持っています．消化管運動抑制作用の弱いオピ

オイドにスイッチングしたり，排便マネジメントをきちんと行ったりするなどの対処も鍵になります．

また嚥下障害や悪心など，食べられない原因によって対応を検討します．

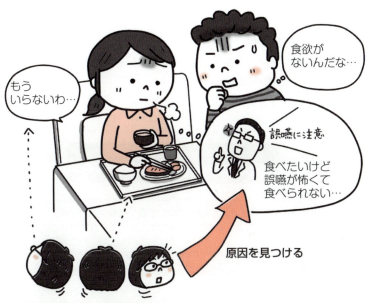

食べられない原因は何か？　患者にも質問するべし！

食べられない②：食欲不振

4 食欲が出るように，お薬で対応するほうがよいですか？

> **? 何のための質問**
> がん悪液質症候群（以下，悪液質）による食欲不振に対し，薬物療法を行うかどうか検討するための質問です．
>
> **! こんなときにする質問**
> 悪液質による食欲不振と判断したときにする質問です．

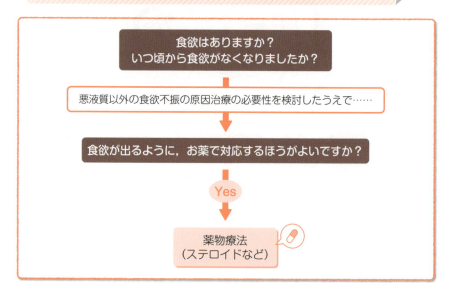

　食欲不振は，悪液質の主要な症状です．悪液質は「進行性の機能喪失に至る骨格筋の減少に特徴づけられる症候群」と定義され，体重減少，食欲不振，倦怠感，CRPの上昇，低アルブミン血症，貧血などから総合的に判断されます．悪液質による食欲不振にはステロイドが有効ですが，**食欲がないと聞き，われわれ医療者が「食欲は出たほうがよいだろう」と早合点して，すべての患者に一律にステロイドを投与するのはよくありません．**

▼食欲不振のある患者①

食欲が出るように,お薬で対応するほうがいいですか？

そういうことはしなくていいです．もういいんじゃないかな．十分頑張ってきたし，疲れました．あとはゆっくりしたいです．

　なぜなら，「食欲不振を改善したい」と思う患者がいる一方で，このように「食欲不振は苦ではない」「薬は増やさなくていい」「自然の経過に任せたい」と思う患者も多いためです．

　また，ステロイドは食欲回復にしばしば有効ですが，副作用が問題にならないとは限りません．患者によっては口腔カンジダ症や不眠，ミオパチーを惹起したり，ムーンフェイスを苦にする患者もいます．したがって，患者の食欲不振に対する薬剤調整の希望を質問することは，ステロイドを使用するうえで必須といえます．

▼食欲不振のある患者②

食欲が出るように，お薬で対応するほうがいいですか？

そういう薬があるなら，使ってもらいたい．

▼食欲不振のある患者③

食欲がないのはつらいですか？

つらいです．食べられるようになりたい．何でもやってほしい．

　このように食欲回復への希望が確認できた場合には，副作用に留意しながらステロイドを積極的に試してみます．

> **NG!!**
> 　食事量が確保されていれば「食欲あり」とするのは NG です．
> 　体力低下をできるだけ避けようと無理して食べている，あるいは食後の薬を飲むために無理して食べている，というように，実は「食事が苦痛で大仕事になっている」という患者は多いものです．食べている量で食欲を判断しないようにしましょう．3 度の食事や周囲から食べるよういわれることを拷問のように苦痛と考えている患者は少なくありません．この場合には，「食事量が減ることは自然なことであり，無理して食べることは苦痛となるので，食べたいものを食べたいときに食べたいだけ食べるほうがよい」ことを本人と家族に伝えると安心してもらえます．

関連する質問とその後の対応

「いつ頃から食欲がなくなりましたか？」などと質問します．

■ 食欲不振の原因がわかる

　食欲不振の鑑別診断として注意しなければならないのは，痛み，呼吸困難，悪心・嘔吐などの苦痛による食欲不振です．

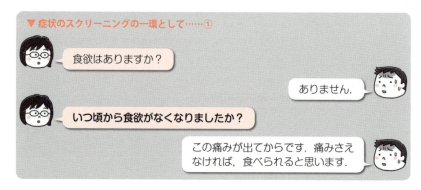

▼ 症状のスクリーニングの一環として……①
- 食欲はありますか？
- ありません．
- いつ頃から食欲がなくなりましたか？
- この痛みが出てからです．痛みさえなければ，食べられると思います．

　このように，食欲不振の有無を質問した後に，**「いつから食欲がなくなったか」**を質問することで，原因治療の可能な食欲不振を見つけやすくなります．この場合は，まず苦痛症状を治療し，その後，再び食欲不振について問診します．

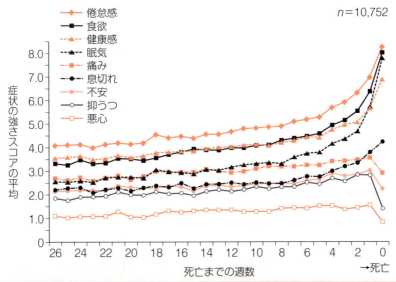

図1　がん患者の症状を前向きに死亡するまで観察した研究

痛み，悪心，不安，抑うつは死亡前の6ヵ月間で大きく変わらないのに対して，食欲不振，倦怠感，眠気，呼吸困難，全般的な調子は死亡前1ヵ月で急激に悪化する．症状スコアはEdmonton Sympton Assessment System.
（Seow H et al：J Clin Oncol **29**：1151, 2011 より）

■ 余命予測の参考になる

　悪液質による食欲不振の場合，食欲不振がいつから強くなったかを確かめることは，**余命を予測するうえで参考になります**．図1に示すように，死亡1ヵ月で急速に悪化する症状は，食欲不振，倦怠感，呼吸困難，眠気，全般的な調子です．

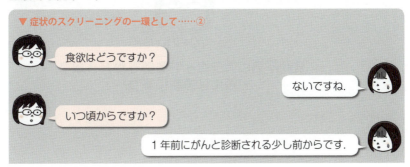

4 食欲が出るように，お薬で対応するほうがよいですか？

最近急に，食欲が落ちた感じはありますか？

　ここ1週間で急に食欲がなくなりました．

　このように，「**いつ頃から食欲不振が出たか？（強くなったか？）**」あるいは「**最近になって急に食欲が落ちたか**」質問することで，余命が週単位以下の可能性も念頭に置いて，対応することができます．

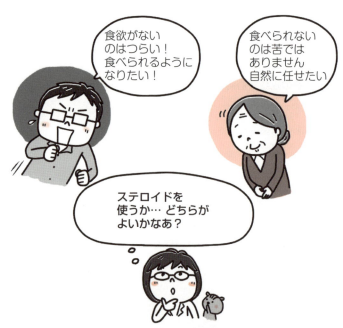

食欲不振にステロイドを使うかどうか？
〜答えは患者にあり〜

第V章
精神症状についての質問

不眠

1 もう少しよく眠れたほうがよいですか？

> **? 何のための質問**
> 満足な睡眠がとれているか否かをキャッチし，夜間の睡眠マネジメントの必要性について抽出する質問です．
>
> **! こんなときにする質問**
> 医療者側から，満足な睡眠がとれているか，日常的に質問することが大切です．

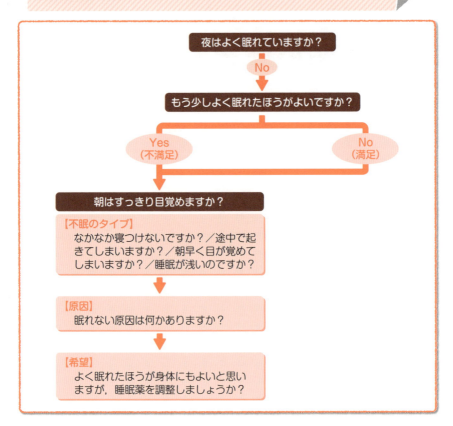

がん患者は，心身の苦痛から不眠となることが多いものです（表1）．不眠が続くと，苦痛を強く感じやすくなったり日中に眠気や倦怠感が強くなるなど，QOLの低下をまねきます．ところが，不眠は患者が訴えない限り見過ごされやすい症状です．そのため医療者側から，満足な睡眠がとれているか日常的に質問することが大切です．

通常医療者は，**「夜はよく眠れていますか？」**と質問しますが，それに対して患者が「眠れている」と答えたとしても，必ずしも満足な睡眠がとれているとは限りません．そこで，**追加で「もう少しよく眠れたほうがよいということはないですか？」**と質問すると，**睡眠の満足度と睡眠マネジメントの必要性が抽出でき，効率的**なのです．この質問をしてみると，「眠れている」と答えた患者が，「もう少しスッと寝に入ることができるとよいのだが」「睡眠が浅い」「空が明るくなるまで眠っていられるとよいのだが」「朝眠くて，すっきりしない」などと答えることがあります．

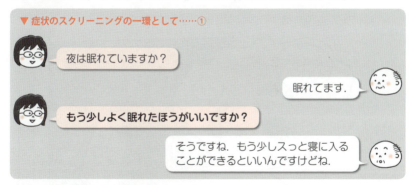

表1 がん患者の不眠の原因

1. **十分に治療されていない症状**
   痛み，呼吸困難，悪心・嘔吐，不随意運動（ミオクローヌスなど），かゆみ，失禁，下痢など
2. **睡眠を妨げる刺激**
   光，室温，音，頻尿
3. **精神症状**
   不安，抑うつ，せん妄
4. **心理的要因**
   心配ごと，悪夢，死への恐怖
5. **薬物，その他**
   利尿薬，ステロイド，カフェイン，交感神経作用薬，アルコール（深夜のリバウンド的な覚醒），昼間の睡眠など

（余宮きのみ：ここが知りたかった緩和ケア，増補版，南江堂，東京，p234，2016より）

関連する質問とその後の対応

■寝起きに関する質問

さらに追加で，「朝はすっきり目覚めますか？」と質問します．朝すっきり目覚めない理由は複数あります．
① 夜よく眠れないため．
② オピオイドを含めた催眠作用のある薬剤や睡眠薬の持ち越し効果．
③ 不安や抑うつ．

このように寝起きに関する質問は，睡眠の質と量を知り，**薬剤の調整の手がかりになる**とともに，**不安や抑うつ状態に早く気づくこともでき**，一石二鳥です．

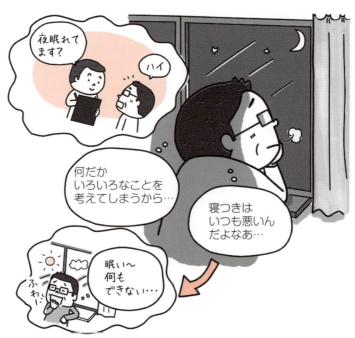

日中の眠気，倦怠感，苦痛の増強…
隠れた不眠の原因はないか？　質問するべし！

■ **不眠のタイプを見極めるための質問**

「なかなか寝つけないですか？」「それとも寝つきはよいけれど，夜途中で起きてしまいますか？」などと質問することで，入眠障害，中途覚醒，早朝覚醒，熟眠障害のタイプを知ることができます．睡眠障害のタイプに合わせて，短時間作用型，中・長時間作用型の睡眠薬を選択します．

■ **不眠の原因を探る質問**

「眠れない原因は何かありますか？」などと質問します．

何らかの原因があれば，対応するケアや薬物による症状緩和を行うことで容易に睡眠障害が解消することがあります．しかし実際には，原因に対するアプローチだけでは眠れないことも多く，しばしば睡眠薬が必要となります．

■ **患者の希望を知るための質問**

「よく眠れると体力の回復になってよいと思いますが，睡眠薬を調整しますか？」など，睡眠薬調整の希望について質問します．

客観的には眠れていなくても，患者が不眠を苦痛としていない，生活の支障になっていない，改善の必要性を感じていないことがあるからです．たとえば，もともとの睡眠習慣が短時間であった，昼寝をすればよい，これくらいなら余計な薬は使いたくない，などの理由があります．

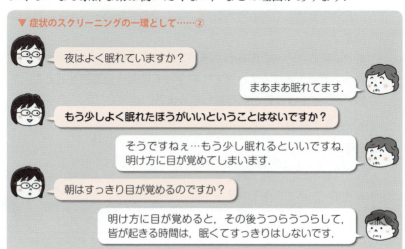

▼ 症状のスクリーニングの一環として……②

- 夜はよく眠れていますか？
- まあまあ眠れてます．
- もう少しよく眠れたほうがいいということはないですか？
- そうですねぇ…もう少し眠れるといいですね．明け方に目が覚めてしまいます．
- 朝はすっきり目が覚めるのですか？
- 明け方に目が覚めると，その後うつらうつらして，皆が起きる時間は，眠くてすっきりはしないです．

1 もう少しよく眠れたほうがよいですか？

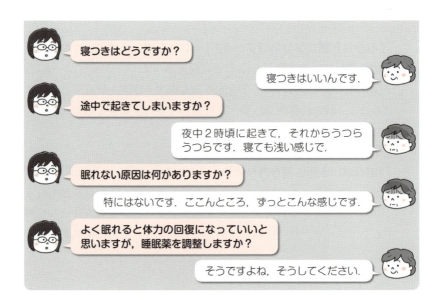

■ 睡眠薬に対する抵抗感がある場合

　睡眠薬に対する過去の経験や不安感が，睡眠マネジメントの支障になっていることがあります．その場合には，過去の体験をよく聞いて**「それはつらかったですね」「そういうことを体験されたら，心配になりますよね」**と共感したうえで，**「眠れないのはつらくないですか？」「眠れないことで生活に支障が出ていませんか？」**などと質問します．そして不眠を改善したいという気持ちを共有できれば，安心が得られるような睡眠薬の説明を行います．

　不安と睡眠は密接な関係があるので，安心，納得して睡眠薬を使用できるような対応が大切です．そして何よりも**夜間十分睡眠をとることで，日中のQOLを上げることを目指しましょう．**

▼ 不眠があるが，睡眠薬に抵抗がある患者

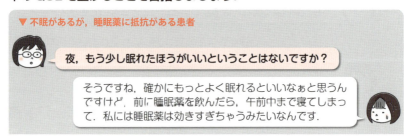

そういうことを体験されたら，心配になりますよね．

ええ，そうなんです．ああいうのは嫌だなって．

そうですよね．眠れなくてつらいと思うことはないですか？

まあやっぱりつらいですよね．結局は**日中眠くなります**しね．もっと，**すっきり起きていたい**んですけど．起きていたいのに眠いのがつらいです．

安心できる説明の出番！

日中眠気が残らないように睡眠薬を調節できますけど……．夜眠れると，その分体力も回復して，日中もすっきり起きていられるようになると思いますね．いろいろ調整できますよ．

そうですか，それなら試してみます．

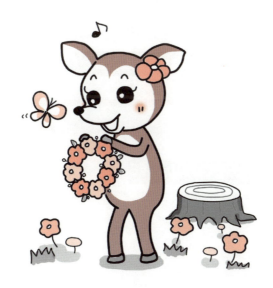

1 もう少しよく眠れたほうがよいですか？

2 眠気は嫌な眠気ですか？

❓ 何のための質問
眠気があるときに，眠気が不快か否かを把握し薬剤調整などの治療方針に役立てるための質問です．

❗ こんなときにする質問
眠気を惹起する薬剤を使用しているときや，眠気の生じやすい病態が予測されるときには，必ず眠気の有無とその不快感について質問します．

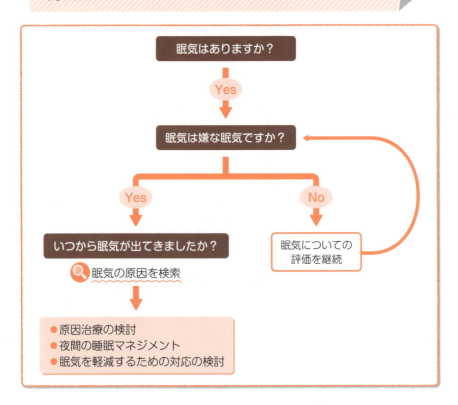

■直接患者本人に尋ねること

眠気は，オピオイドを筆頭に多くの緩和ケア領域の薬剤で生じ，QOL低下につながることがあります．さらに，電解質異常，肝・腎機能障害，低酸素血症，脳圧亢進，貧血，悪液質症候群など，病状の進行によっても生じます．**まずは患者に直接，眠気の有無を尋ねる**ことが大切です．なぜなら，患者がきちんと受け答えをしていると，医療者は「眠気がない」と早合点してしまいやすいからです．強い眠気であれば観察していてもわかりますが，患者はたとえ眠たくても，医療者と対面すると何とか起きて会話をすることが多いものです．筆者の経験でも，「この患者さん，ちょっと素っ気ないな」と思っていたら，実は「眠気があるために表情が硬かっただけ」ということを何度も経験しました．**表情の硬さから，眠気（せん妄も）を疑います．**

いずれにしても，**眠気については，本人に質問してはじめてわかることが多い症状**だと心得ておきましょう．

■注意すべき眠気の原因は症状緩和の薬剤

眠気の原因として最も注意すべきものは，オピオイドをはじめとした症状緩和のための薬剤です．「眠気が不快でない範囲で，症状がとれる」のが理想ですが，実際には病状の悪化と相まって，薬剤による眠気が生じやすくなっていることも多いものです．そのため，眠気があっても薬を減らせば苦痛が強くなる可能性があり，どこまで眠気を許容するのかむずかしい判断に迫られます．こうした場合でも，患者に**「この眠気が不快か否か」をきちんと確認できれば，患者の意向に沿った薬剤調整を検討することができます．**

次に紹介する患者は，衰弱が著しくベッド上の起居も困難で，筆者は少し眠気があるのは許容されるのではないかと思っていました．ところが，質問により「眠気が不快である」ことがわかったため，眠気を惹起する制吐薬を減量し患者の満足を得ることができました．

▼オピオイドと制吐薬を調整し，症状が和らいだ患者

眠気はありますか？

ありますよ．

 眠気は嫌な眠気ですか？

そうですね．すぐうとうとしちゃうんですよね．

 うとうとしないで，もっと目が覚めていたほうがいいですか？

そうですね．日中はもっと目を覚ましていたいですね．寝てばかりいてもね，テレビでも観られればね．

 吐き気止めで少し眠たいのだと思うのですが，お薬を減らしてみましょうか．

お願いします．今は吐き気も治まっているし．

　筆者は，患者の「嫌な眠気」との訴えを聞いて一瞬耳を疑いましたが，改めて，**眠気の快・不快は本人に質問してみなければわからない**ものだと思いました．またこの患者の眠気の原因は，薬剤だけでなく肝不全によるものもあったので，制吐薬を中止しても眠気は残りましたが，「眠くなる薬を止めてもらった」ということが患者の満足感につながりました．

関連する質問とその後の対応

■家族に質問する

　眠気については，そばにいる家族から情報収集するのも有用です．診察中はしっかり話しているように見えても，次のような例が多く経験されます．

▼眠気の出る可能性のある鎮痛薬を調整中……

 眠気はありますか？

そうね，あるのかもしれない．わからない．

 ご家族から見て，お母さまの様子はいかがですか？

普段と別人です．ぼんやりしていて，さっき話したことも覚えてないことがあって．今は診察中だから頑張って起きているけど，先生や看護師さんが行ってしまったら，また眠ると思います．

そうだね，眠いわね．

眠気は嫌な眠気ですか？

嫌です．これでは家に帰っても何もできませんね．

　このように，眠気の訴えがはっきりしない患者の場合でも，家族に質問することで眠気の程度が明確になり，ケアの糸口になります．

■ 眠気治療のエッセンス

　①眠気の原因検索，②可能な範囲での原因治療，③眠気を軽減するための対応（☞166頁，Column「眠気を軽減するための対応」），これら3つを個々の患者の病状に合わせて組み合わせます．ただし，眠気が多臓器不全や脳圧亢進などによる意識レベルの低下によるものであり，予後が週単位以下で短めと考えられる場合には，原因検索をしたとしても原因治療による効果は期待できません．そればかりか，新たな検査を行うことや血液データの補正は，心身の負担を増やすことから，むしろ行わないことが勧められます．

■ 眠気の発症時期を質問する

　原因検索に役立つのが，「いつから眠気が出てきたか」「いつから眠気が強くなったか」という発症時期についての質問です．特に，薬剤を変更した時期を確認し，薬剤変更と眠気との関連について質問をするとよいでしょう．

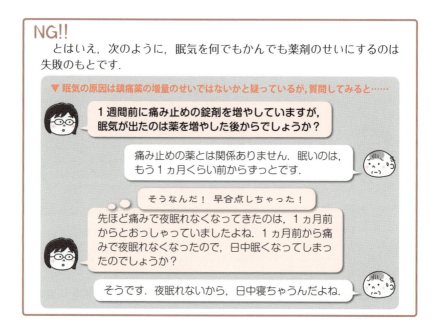

　眠気の発症時期がわかったら，その時期に一致して眠気の原因となりうる事象が発生していないかを確認します．特に，表1にあげた項目を確認します．

　そして，薬剤が原因であれば薬剤の必要性の見直し，オピオイドであればオピオイドスイッチング，電解質異常なら電解質補正など，原因に応じた治療を検討します．ただし，**予後が短いと考えられる場合には，眠気の改善がかえって苦痛を強めることもある**ので，「患者が眠気を不快としているかどうか，眠気を改善する治療を希望しているかどうか」について必ず確認したうえで治療を行います．

表1　眠気の原因

- 薬剤の変更
- 電解質異常
- 臓器不全
- 貧血
- 中枢神経系の病状変化（脳転移，がん性髄膜炎など）
- 夜間不眠（特に苦痛症状による夜間不眠）

さらに眠気の対処法として，**夜間の睡眠マネジメントは重要**です．睡眠薬は効きすぎると日中の眠気につながる一方で，効果不十分で満足のいく睡眠がとれなくても日中の眠気につながります．より積極的な睡眠薬の調整によって熟睡でき，かえって日中の眠気が消失することはしばしば経験されることです．

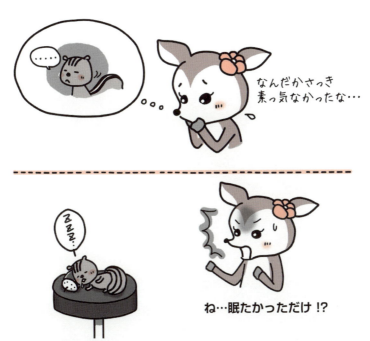

眠気の有無＆眠気が不快かどうかは，本人に直接聞くべし！

Column
眠気を軽減するための対応

　筆者はペモリン（ベタナミン®）10 mg錠を1回1〜2錠，1日3錠まで（午後3時まで）用いることがあります．まず1錠服用してもらい，患者の満足度により1日3錠までの使用としています．飲み方は，患者の生活パターンに応じて調整します．効果がある場合と効果があまりない場合があります．効果がある場合でも，多くは「何となくよい」くらいの効果です．副作用として肝不全があるので，定期的に肝機能をチェックします．保険適用となる疾患は，うつ病，ナルコレプシーです．

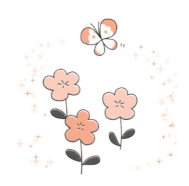

せん妄

3 普段の様子と今の様子は違いますか？

> **? 何のための質問**
>   せん妄を確実に診断するための質問です．
>
> **! こんなときにする質問**
>   もしかしたら「せん妄」かもしれないが，患者をみただけではすぐに確信がもてないときに，周囲の人にこの質問をします．特にもともと夜眠れていたのに不眠になったとき，怒りっぽいときには，せん妄の可能性を念頭に質問してみます．

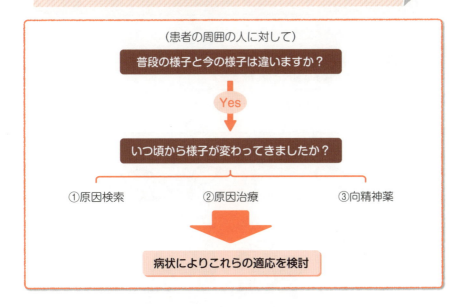

　この質問は，日頃一緒に暮らしている家族に行います．入院中であれば患者を日頃よくみている看護師などに質問します．せん妄は**本人の訴えだけでは抽出がむずかしいため，日頃そばにいる人に質問して客観的な情報を得る**のが簡便かつ確実なのです．

過活動型のせん妄や，明らかにつじつまの合わない発言，発語（錯語・保続），行動がみられれば，容易にせん妄と診断できます．しかし，何となくぼんやりしているような感じはするが，声をかければちょっとした短い会話は成立するときなどは，せん妄があっても見逃しやすいものです．またせん妄では，覚醒レベルが変動するので，訪室したときに眠っていると，せん妄の兆候である注意力障害をキャッチするのは困難です．見当識障害や記憶障害を抽出したくても，日常臨床で日にち・時間や場所を質問したり，単語の記銘力テストをするのは，現実的ではありません，何より患者の負担となります．

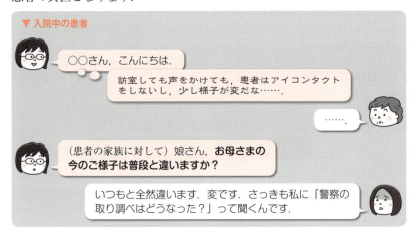

▼入院中の患者

〇〇さん，こんにちは．

訪室しても声をかけても，患者はアイコンタクトをしないし，少し様子が変だな……．

……．

（患者の家族に対して）娘さん，**お母さまの今のご様子は普段と違いますか？**

いつもと全然違います．変です．さっきも私に「警察の取り調べはどうなった？」って聞くんです．

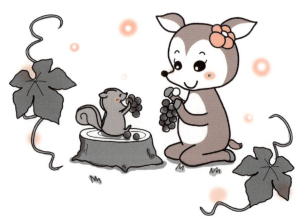

関連する質問とその後の対応

■ 発現時期を探る

「いつ頃から様子が変になりましたか？」などと，せん妄の出現時期についての情報を収集します．出現した時期に，せん妄を起こしうる薬剤の増量・変更をしているならば，薬剤性の可能性を考えます．またがん患者では，血液データからせん妄の原因がわかることが多くあります．電解質異常，肝・腎機能障害，感染症，貧血，血糖異常，ビタミン欠乏（B_1，B_{12}）などですが，これらの血液データの異常とせん妄の出現時期が一致していれば，その血液データの異常が原因であることがわかります（図1）．

また，腫瘍熱などの発熱に伴ってせん妄が生じることも少なくありません．発熱とせん妄がある場合には，「熱が上がると，混乱が強くなりますか？」などと因果関係を尋ねるのもよいでしょう．

▼「様子がおかしい」というので入院してきた患者

（患者の家族に対して）いつ頃から様子が違ってきましたか？

2週間前の外来の翌日から，少しずつ様子が変になりました．

2週間前の外来の採血で，少しカルシウムが高くなり始めていましたが，今朝の採血でさらにカルシウムが高くなっていたので，頭が混乱しているのはそのせいだと思います．

このように，**発現時期は原因検索や治療方針の決め手となる**にもかかわらず，せん妄になった患者本人に質問してもわかりません．せん妄への対応で何よりも大切なのは，患者ではなく，そばにいる家族や看護師からの情報を集めることなのです．

■ せん妄治療のエッセンス

①原因検索，②可能な範囲での原因治療，③せん妄を軽減するための向精神薬の投与，これら3つを個々の患者の病状によって組み合わせます．すべてのせん妄患者にこれら3つを行うのではなく，ケース・バイ・ケースで適否を考えます．

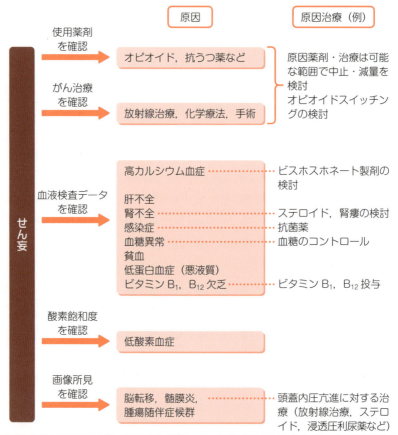

図1 せん妄の原因検索と原因治療例

せん妄の出現時期を確かめ，原因となりうる事象の発生時期との関連性を検討する．
(余宮きのみ：ここが知りたかった緩和ケア，増補版，南江堂，東京，p220，2016 より)

　たとえば，明らかに余命が週単位以下と考えられる患者で「終末期せん妄」を強く疑う場合には，原因検索をしたとしても原因治療による効果を期待できないことが多いものです．このような場合の検査や治療は，負担を増すだけであるため，行わないという選択もあります．

　また，必ずしも向精神薬が必要というわけではありません．低活動型せん妄で，付き添っている家族や看護師の負担になっていないのであれば，必要はないでしょう．ただし，せん妄の患者が夜間眠れない状態は，家族や看護師へ大きな負担となり，また転倒・転落などから患者の安全を守る

ためにも，向精神薬を使用して夜間の睡眠を確保する必要があります．

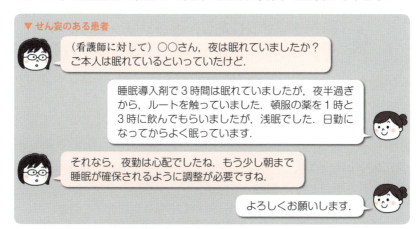

このように，夜間の睡眠マネジメントは，夜勤の看護師や付き添っている家族の負担にならないことを目標にすることが重要です．

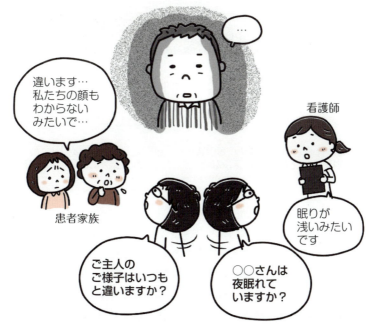

せん妄は患者の周囲の人（家族や看護師）からの情報収集が有用！

アカシジア

4 胸がザワザワしたり，足がソワソワしたり，じっとしていられないような感じはないですか？

? 何のための質問
　薬剤性錐体外路症状のアカシジア（静座不能症）を見落とさないための質問です．

! こんなときにする質問
　抗ドパミン作用のある薬剤，すなわち錐体外路症状を引き起こしやすい薬剤を使用している患者全員に，定期的に質問します．特に，不安や不眠はアカシジア症状の可能性があるので，不安や不眠がある場合には必ず質問しましょう．

抗ドパミン作用を有する薬剤を使用している患者全員に……

胸がザワザワしたり，足がソワソワしたり，じっとしていられないような感じはないですか？

Yes

少しでも症状があれば，治療的診断！

| 疑われる薬剤（☞表1）を中止中等症以上はビペリデンなど | 症状緩和（アカシジアによる苦痛を緩和） |

　薬剤性錐体外路症状には，アカシジアとパーキンソニズムがあります．アカシジアは，希死念慮を伴うこともあり苦痛が強い一方で，薬剤を中止すれば「治せる」ため，見逃してはならない症状です．
　ところが，アカシジアはとても見逃されやすいのです．**「外的な落ち着きのない動き（足踏み，うろうろ歩き，静座不能など）」** は他覚的にみて誰でもわかるのですが，むしろ外からみただけではわからない**「内的な落

ち着きのなさ（下肢の異常感覚，不安焦燥感，苦悶感）」がアカシジアの中核症状だからです．**内的な落ち着きのなさ**は，見逃されやすいうえに不安焦燥から不眠，希死念慮といった強い苦痛につながります．アカシジアを見逃さないためには，原因となりうる薬剤を使用している患者全員にこの質問をする必要があります．

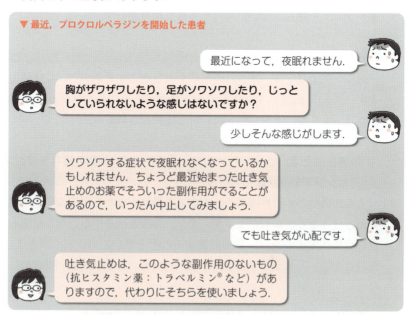

▼ 最近，プロクロルペラジンを開始した患者

- 最近になって，夜眠れません．
- 胸がザワザワしたり，足がソワソワしたり，じっとしていられないような感じはないですか？
- 少しそんな感じがします．
- ソワソワする症状で夜眠れなくなっているかもしれません．ちょうど最近始まった吐き気止めのお薬でそういった副作用がでることがあるので，いったん中止してみましょう．
- でも吐き気が心配です．
- 吐き気止めは，このような副作用のないもの（抗ヒスタミン薬：トラベルミン®など）がありますので，代わりにそちらを使いましょう．

このように，薬剤性錐体外路症状が少しでも疑われたら，原因薬剤の中止を検討します．薬剤中止により症状が改善すれば，その薬剤が原因だとわかります．もし薬剤を中止できないようであれば，錐体外路症状を生じない，あるいはきわめて生じにくい代替薬へ変更します．

また，薬剤開始の直後から数ヵ月後と，アカシジアはいつでも生じます．そのため，**原因となりうる薬剤を使用している間は，開始直後から定期的にこの質問をする必要があるのです．**

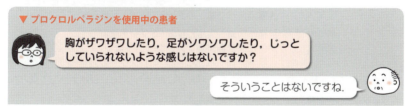

▼ プロクロルペラジンを使用中の患者

- 胸がザワザワしたり，足がソワソワしたり，じっとしていられないような感じはないですか？
- そういうことはないですね．

> もし，今後そういった症状がでてきたら教えてくださいね．お薬の副作用でそういった症状がでることがありますので．

このように，アカシジアについて患者にあらかじめ伝えておくことは，アカシジアを見逃さないための最も確実な方法です．

その後の対応

緩和ケア領域では，錐体外路症状を引き起こす薬剤がしばしば使用されます（表1）．抗ドパミン作用のある薬剤で，その多くは悪心・嘔吐や精神症状（せん妄，不眠，不安）に対して使用されます．

① **原因薬剤の中止を検討する．**
② **中等症以上は，ビペリデンやベンゾジアゼピン系薬の投与を検討する．**
③ **アカシジアの症状緩和を行う．**

苦痛が強いため，原因薬剤の中止の有無にかかわらず③の症状緩和をきちんと行うことが最も重要です．また，原因薬剤を中止したとしても，症状が消失するまで数日〜数週間要することも多いため，安心できません．落ち着かない，イライラする，不眠，不安という症状が強い場合には，ベ

表1　緩和ケア領域で使用される薬剤性錐体外路症状の原因薬剤

ドパミン受容体遮断作用を有する薬物（抗精神病薬）	ブチロフェノン誘導体	ハロペリドール（セレネース®）
	フェノチアジン誘導体	クロルプロマジン（ウインタミン®，コントミン®） 制吐薬：プロクロルペラジン（ノバミン®）
	非定型抗精神病薬	リスペリドン（リスパダール®），ペロスピロン（ルーラン®），クエチアピン（セロクエル®），オランザピン（ジプレキサ®），アリピプラゾール（エビリファイ®），ブロナンセリン（ロナセン®）
	抗うつ薬	三環系抗うつ薬：アミトリプチリン（トリプタノール®），クロミプラミン（アナフラニール®），アモキサピン（アモキサン®）など 四環系抗うつ薬：ミアンセリン（テトラミド®）など
	ベンザミド誘導体	抗精神病薬：スルピリド（ドグマチール®） 消化管運動調整薬：メトクロプラミド（プリンペラン®），ドンペリドン（ナウゼリン®），イトプリド（ガナトン®）など
その他の機序によるもの		抗てんかん薬：バルプロ酸ナトリウム（デパケン®，バレリン®）

（余宮きのみ：ここが知りたかった緩和ケア，増補版，南江堂，東京，p138，2016 より）

ンゾジアゼピン系薬を積極的に使用し，迅速な苦痛緩和に努めましょう．

処方例
クロナゼパム（ランドセン®，リボトリール®）1回0.5 mg，眠前，適宜調整

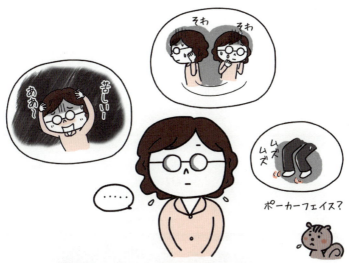

観察だけではわからないアカシジア！
原因となりやすい薬剤使用中は必ず質問！

5　最近，気持ちの落ち込みはありますか？

❓ 何のための質問
　抑うつ（うつ病，適応障害）について，専門家にコンサルテーションするかどうかスクリーニングするための質問です。

❗ こんなときにする質問
　自然な会話の流れの中で，または初診時にスクリーニングとして質問します。

食欲がない
眠れない
だるい・億劫

自然な流れで質問！

**うつ病の
スクリーニング**

❶（抑うつ気分）
　気持ちの落ち込みはありますか？
❷（興味・楽しみの消失）
　物事に興味がもてない，何をしても楽しくない，ということはありますか？

- 2週間以上，1日中続いていますか？　➡ **うつ病の判定**
- こんなにつらいなら，この世から消えてしまいたいと考えることはありますか？　具体的な方法も考えましたか？　➡ **希死念慮の確認**

- うつ病への対応
- 専門家へのコンサルト

表1　DSM-5によるうつ病の診断基準の概略

1. ほとんど1日中の抑うつ気分
2. ほとんど1日中の，ほとんどすべての活動における興味，喜びの著しい減退
3. 著しい体重減少，あるいは体重増加，または食欲の減退または増加
4. 不眠または睡眠過多
5. 精神運動性の焦燥または静止
6. 易疲労性，または気力減退
7. 無価値観，または過度で不適切な罪責感
8. 思考力や集中力の低下，決断困難
9. 自殺念慮，自殺企図，または自殺するためのはっきりとした計画

上記の症状のうち5つ以上（少なくとも1つは1.または2.）が2週間以上，ほとんど毎日（9.を除く）存在している。
[American Psychiatric Association：DSM-5 精神疾患の分類と診断の手引，日本精神神経学会（日本語版用語監修），医学書院，東京，2014 より]

　うつ病は，患者の苦痛はさることながら，がん治療の意思決定困難や日常生活への支障をもたらすため，見逃さずに対処したい症状です．

　精神科に相談したい抑うつは，うつ病です．うつ病の診断は，アメリカ精神医学会のDSM-5の診断基準が使われています（表1）．うつ病の中核症状である**「抑うつ気分」，あるいは「興味の消失」が診断に必須の症状**です．したがって，専門家に相談すべきかどうか見極める際には，この2つの質問がスクリーニングになります．実際に，この**「2質問法」**は，プライマリケアにおけるうつ病のスクリーニングとして十分であることが国内外で示されています（Whooley MA et al：J Gen Intern Med **12**：439, 1997）．

　加えて，うつ病を見逃してはならない最大の理由の1つは，自殺の予防です．「2質問法」の2項目とも陽性の患者では希死念慮が多く認められるとの報告もあり，自殺予防の点からも質問できるようになるとよいでしょう．

■ 自然な会話の流れの中で

　この2つの質問が大切だとわかっていても，患者との関係性を考えての配慮から，日常診療で質問のタイミングをつかむのがむずかしいことがあります．そこで，うつ病の質問は**自然な会話の流れを意識することがポイント**になります．自然な質問の流れは，**うつ病にほぼ必発の身体症状である，①食欲不振（味がしない），②不眠，③倦怠感**が鍵になります．「食欲」

「睡眠」「倦怠感」の質問は，がん診療で日常的に行いますので，**ついでに質問する流れを容易につくることができます．**

たとえば，食欲不振に関しては，**「食事が美味しいか？」「食事を楽しめるか？」「美味しい物を食べたいと思うか？」**を質問することで，「興味や関心，楽しめる気持ち」の確認ができます．不眠については，**「眠れないときにくよくよ考えてしまうか？」**という質問から「抑うつ気分」を確認できます．不眠や倦怠感からは**「眠れなくなって（だるくて），昼間は興味や関心が湧かなかったり，楽しいことも楽しいと思えないといったことはないか？」**と質問すれば「興味の消失」について確認できます．

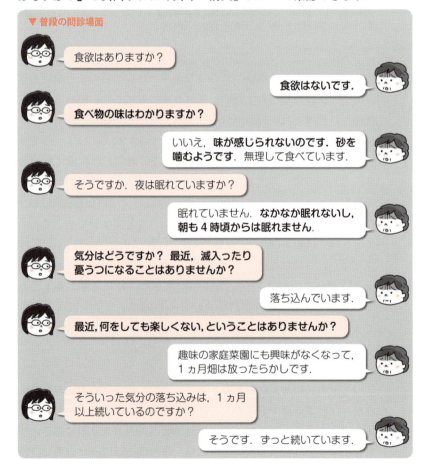

この患者は,「抑うつ気分」と「興味の消失」とも陽性のため, 強くうつ病を疑って対応します.

■ 初診時のスクリーニングとして

初診時は, 意外とお勧めのタイミングです. 患者にとってもはじめて会う医療者なので, 気持ちのことを質問されてもかえって違和感が生じにくく, 意外と質問しやすいのです. 長い付き合いになると, 医療者側が「気持ちのことを改めて質問するのは, 今更と思われないかな」と躊躇してしまうことがあります.

次の例は, 初診時のスクリーニングとして質問していますが, この場合でも,「**食欲**」「**睡眠**」「**倦怠感**」の自然な問診の流れを意識するのが質問しやすさのポイントです. **特に, 進行・終末期がん患者では, これら3大症状が陽性であることが多いので, タイミングはつかみやすい**といえます.

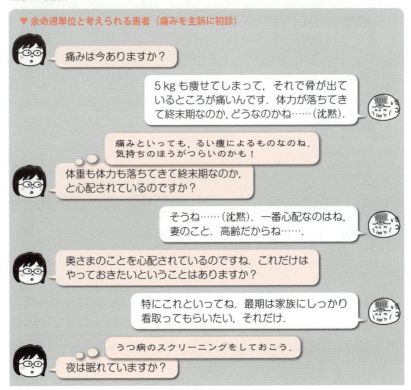

▼ 余命週単位と考えられる患者（痛みを主訴に初診）

痛みは今ありますか？

5kgも痩せてしまって, それで骨が出ているところが痛いんです. 体力が落ちてきて終末期なのか, どうなのかね……（沈黙）.

（痛みといっても, るい痩によるものなのね. 気持ちのほうがつらいのかも！）

体重も体力も落ちてきて終末期なのか, と心配されているのですか？

そうね……（沈黙）. 一番心配なのはね, 妻のこと. 高齢だからね…….

奥さまのことを心配されているのですね. これだけはやっておきたいということはありますか？

特にこれといってね. 最期は家族にしっかり看取ってもらいたい, それだけ.

（うつ病のスクリーニングをしておこう.）

夜は眠れていますか？

骨が当たって同じ姿勢だと痛くなるからね．**眠れないよね．**

 "不眠"から自然な流れで質問！
夜眠れなくて，**くよくよ考えたり，気持ちが落ち込んだり**することはないですか？

そういうのはないね．なるようにしかならないって，診断されてから2年間ずっと思ってきたからね．

 夜眠れないと，日中，今まで楽しめていたことが楽しめなくなっているようなことはないですか？

孫が顔を出してくれるのが楽しみでね．こんな身体だけど，生きている間は頑張ろうって思っているんです．でも先生は，そういうことまで聞き取りをしてくれるんですね．

 うつ病ではないみたい．
気持ちのことでも，つらいことがあったら遠慮なくおっしゃってくださいね．

倦怠感でも自然な流れをつくることができます．

▼ 初診患者の問診中

 だるいとか億劫ということはありますか？

だるさはじっとしていればそうでもないけど，動くのは**億劫**ですね．

 "倦怠感"から自然な流れで質問！
動くのが億劫ということですが，**物事に興味がもてないとか，楽しめない**ということはありますか？

それはないです．ポケットに入れているスマホでネットを見て楽しんでいます．

このように，少し手を伸ばしてうつ病のスクリーニングをすることで，初診時から患者の興味や楽しみなどもわかり，一石二鳥といえます．

関連する質問とその後の対応

■ 期間についての質問

「その状態がほとんど1日中続きますか？ それは毎日ですか？ もう2週間以上にもなりますか？」などと質問します．

2つの質問（抑うつ気分，興味の消失）のいずれかの症状があれば，2週間以上，1日中持続しているかが診断基準になりますので，質問が陽性であれば追加で質問します．2週間以上ほとんど1日中持続している場合には，さらにうつ病の疑いが強いので精神科医への相談を検討します．

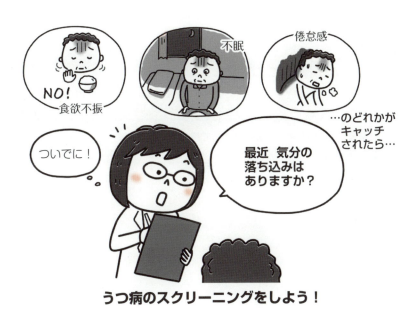

■ 自殺についての質問

　2質問法でうつ病が疑われたら自殺について質問することが大切です．多くは正直な返答が得られますし，答えたことで安心感や信頼感が得られるようです．

　自殺念慮があれば，**①具体的な方法を考えたか**，**②実際に行動に移したか**，**③引き留めてくれたのは何か**，をポイントに質問します．そして，自殺方法を具体的に考えたり，実行しかけるなど，自殺念慮が強い場合には精神科医への早急な相談を検討します．

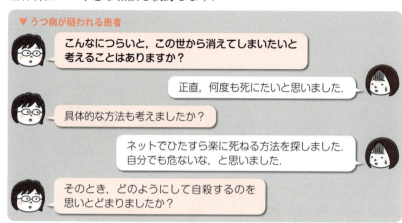

▼うつ病が疑われる患者

こんなにつらいと，この世から消えてしまいたいと考えることはありますか？

正直，何度も死にたいと思いました．

具体的な方法も考えましたか？

ネットでひたすら楽に死ねる方法を探しました．自分でも危ないな，と思いました．

そのとき，どのようにして自殺するのを思いとどまりましたか？

第Ⅵ章
鎮静についての質問

元気なときから鎮静を意識する

1 最期のつらさで鎮静薬が必要になったときは，どのような対応を希望しますか？

 何のための質問
　終末期に「苦痛緩和のための鎮静」が必要となったとき，患者の意向や価値観を知るための質問です．

 こんなときにする質問
　患者が「死ぬときの苦痛の話題」「死の話題」に触れたときに質問するのが自然です．患者の体力があり元気なときほど，気持ちに余裕があるため，より気楽に話をすることができます．

患者が，死ぬときの苦痛，死に関する話題に触れたとき……

　　　　終末期の鎮静について説明
　　　　　　　　↓
最期のつらさが出て鎮静薬が必要になったときには，
どのような対応を希望されますか？
　　　　　　　　↓
そのときには，もう一度○○さんに確認したほうがよいですか？

- 苦しまないという安心感
- 患者の意向が家族に伝わる
- 家族の心構え

緩和ケアでは，できるだけ最期まで意識が清明に保たれた状態で，十分なコミュニケーションが図れるように苦痛を緩和します．しかし，臨死期には標準的治療を尽くしても耐えがたい苦痛を生じる場合があり，意識を保ったまま身体症状を緩和することがむずかしくなることが少なくありません．このように，標準的治療によって緩和できないと判断され，患者にとって耐えがたい苦痛がある場合に，症状緩和のための1つの治療方法として鎮静があります．

　鎮静は，**鎮静の深さ（深い鎮静か浅い鎮静か）と持続時間（持続的鎮静か間欠的鎮静か）**に分類されます．まずは，「浅い鎮静」または「間欠的鎮静」など，患者が自分の意志を伝えることができる鎮静を優先して行います．そして，これらの鎮静では苦痛が十分緩和できないときに，「深い持続的鎮静」を検討することになります（表1）．ただし，治療抵抗性であることや死亡が数時間から数日以内に生じることが確実で，かつ患者の希望が明らかで，患者の苦痛も強く，間欠的鎮静や浅い鎮静ではその苦痛が緩和されない可能性が高いと判断される場合には，深い持続的鎮静を最初に選択する場合もあります．深い持続的鎮静の施行率は，報告によって幅がありますが，おおむね全患者の20～35％と見積もられています．深い持続的鎮静を開始すると，それ以降，患者の意志を確認することはできませんので，**開始前の患者の意思確認が大切**になります．しかし，臨床現場ではさまざまな理由から患者の意思確認が十分行われないこともあり，本項では患者の意思確認を行うための工夫について述べます．

表1　「深い持続的鎮静」前のチェック項目

1. 耐えがたい苦痛か評価
2. 治療抵抗性の評価
    - 苦痛の内容は？
    - 標準的治療で緩和できないか？
    - 浅い鎮静，間欠的鎮静で対応できないか？
3. 全身状態・予後の評価
    - 日にち単位か？
4. 患者・家族の意向
5. チームでの合意

1 最期のつらさで鎮静薬が必要になったときは，どのような対応を希望しますか？

▼ 普段の問診場面で患者の意向を確認

私の父は最期，苦しんで亡くなりました．私も最期はやっぱり苦しいのだろうと思います．

 最期まで苦しむことなく穏やかにすごせるよう，お手伝いができるのですよ．大半の方は徐々に眠っている時間が長くなって，苦痛なくすごせますが，3人に1人程度，つらくなるので，**鎮静薬を上手く使ってつらくないように対応できます．**ただそういったお薬を使うと，つらさは感じなくなる一方で，会話ができなくなるので，必ずご本人とご家族の希望をお聞きしてから行うようにしています．鎮静薬は寿命に影響しないように使用することができます．**もしも，○○さんが，最期のつらさがでて鎮静薬が必要になったときは，どのような対応を希望されますか？**

そういうことができるのですね．安心しました．つらくないようによろしくお願いします．

 今日のお話を，ご家族にもお伝えになっておかれると，そのときご家族も慌てなくていいかもしれませんね．

家族にもしっかり伝えておきます．

　このように，患者の気持ちに余裕のある時期であれば，患者は精神的な余裕をもって考えることができますし，最期の苦しみへの不安も早い段階で和らぎます．家族も，患者の意向を知ることができ，心構えや悔いのない関わりを考えるチャンスになります．

関連する質問とその後の対応

　「そのときには，もう一度○○さんにご確認したほうがよいですか？」などと質問します．

　まだ元気なときに鎮静を希望したとしても，いざ鎮静が必要となったときに，意思決定できる状態であれば，意思が変わっていないかどうか本人に確認することが原則です．しかし鎮静直前の本人への意思確認は，苦痛が強いこと，しばしば混乱を伴うこと，さらに患者の心理的な負担や医療者の「患者に心理的な負担をかけるのではないか」という懸念が生じます．このような負担を軽減するためには「鎮静直前にも本人に直接確認すべきか」について，本人の意向をキャッチしておくことが大いに役に立ちます．

次に，筆者が経験したさまざまなパターンの一部を紹介します．

▼普段の問診場面（「最期，治療抵抗性の耐えがたい苦痛が生じたときは，深い持続的鎮静を希望する」と表明していた患者）①

そのときには，もう一度○○さんにご確認したほうがいいですか？

そうしてください．

このようなことが確認できていれば，医療者は鎮静直前でも比較的負担なく患者に意向を尋ねることができます．

▼普段の問診場面（「最期，治療抵抗性の耐えがたい苦痛が生じたときは，深い持続的鎮静を希望する」と表明していた患者）②

そのときには，もう一度△△さんにご確認したほうがいいですか？

そのときになったら，自分はどうなるかわからない．やっぱり眠るのは嫌ってなるかも．私，弱いから．だから先生，聞かないで．先生や看護師さんからみて，そうしたほうがいいと思ったら，そうしてほしい．とにかく苦しむのは嫌なの．わがまま言って申し訳ないけどお願いします．

▼普段の問診場面（「最期，治療抵抗性の耐えがたい苦痛が生じたときは，深い持続的鎮静を希望する」と表明していた患者）③

そのときには，もう一度□□さんにご確認したほうがいいですか？

私よりも家族の気持ちを聞いてほしい．私は穏やかに逝きたいけれど，自分では決められそうにないし，家族に任せます．これまでも家族の言うとおりにしてきました．

それでは，ご家族と一緒によく相談しますね．

でも先生，もう少し生かしてくださいね．

以上のように，この質問をしてみなければ得られない「直前の意思確認」についての重要な情報が得られます．**早い時期から鎮静を意識した診療**は，患者や家族，医療者の負担を軽減しながら患者の意向に沿った鎮静を行っていくために有用です．

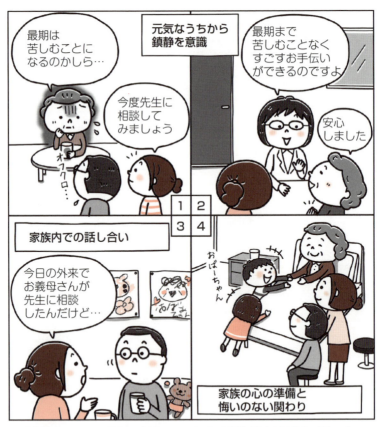

間欠的鎮静

2 何時頃に起きたいですか？

? 何のための質問
　間欠的鎮静を行う際に，覚醒する時間の希望を知るための質問です．

! こんなときにする質問
　間欠的鎮静を開始するときにする質問です．

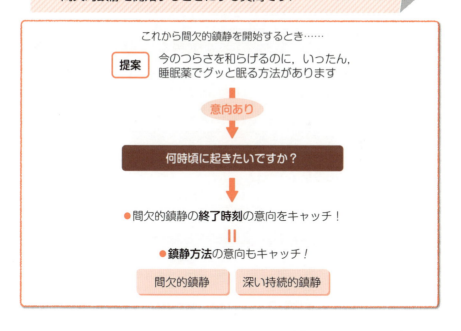

　終末期では，この質問をきっかけに「持続的鎮静の希望」についての情報を得ることもできますので，必ず質問するようにしたいものです．
　間欠的鎮静は，①病期に関係なく，激しい苦痛があるが緩和するのに時間を要する場面，②終末期に「苦痛緩和のための鎮静」として行う場面と，2通りの場面で行われる可能性があります．

■ 激しい苦痛があるとき

　多くは，レスキュー薬を使っても激しい痛みが続く場面です．オピオイドの増量や鎮痛補助薬，神経ブロックなどを検討しますが，これらによる鎮痛効果が得られるまで数時間を要するような状況で，間欠的鎮静を行うことがあります．鎮痛手段の効果がある程度評価できる時間帯になったら，鎮静薬を中止して痛みの評価をします．それでも痛みが激しければ，間欠的鎮静を繰り返し，日中覚醒していられるくらいに痛みが落ち着いたら鎮静は終了します．つらい時間をできる限り少なくする苦肉の策としての間欠的鎮静です．鎮静を開始する前に，患者の覚醒したい時間と理由について確認します．

▼ 激しい痛みが出現したため，治療とともに間欠的鎮静を開始する場面

今，お昼の11時ですが，**何時に起きたいといった希望はありますか？**

夕食は食べたいです．

わかりました．夕食が召し上がれるように，眠る薬は夕方には中止します．それまで，痛み止めの調整をしておきます．夕方起きたとき，痛みについて教えてくださいね．

■ 終末期の苦痛緩和のための鎮静

　間欠的鎮静中はコミュニケーションがとれなくなるので，患者の希望に沿って鎮静時間を決めます．

▼ 終末期に間欠的鎮静を開始する場面①

何か，今日は朝からだるい．

つらさを和らげるのに，いったん睡眠薬でグッと眠ることができますよ．数時間ぐっすり眠れると，起きたときに身体が楽になるかもしれません．試されるといいかなと思いますが，どうですか？

ぜひお願いします．

今，午前10時ですが，**何時頃起きたいですか？**

> 午後，家族が来るのでお昼すぎかな．みんなにはこんな疲れた顔見せられないから，これから眠れるのならよかった．

　このような症例で，もしも間欠的鎮静後すっきり起きて身体が楽になり家族とよい時間がすごせるようならば，毎日 10 時から 12 時の 2 時間，間欠的鎮静を行うことを提案してもよいかもしれません．

　また間欠的鎮静後も苦痛が和らがないようなら，ごく少量のベンゾジアゼピン系薬を持続投与することにより，「意識のある持続的鎮静」あるいは「浅い持続的鎮静」もよい選択肢になります．

▼ 終末期に間欠的鎮静を開始する場面②〜患者は持続的鎮静を希望

> どれくらいの時間，眠ってすごしたいですか？

> もう限界．痛いとかそういうんでなくて，全身がだるくてつらい．ごめんね，もう眠らせてほしい．もう起きなくていいから，いったん寝かせて．妻が来たら起こして．自分から"ずっと眠りたい"って言うから．

> ずっと眠っていたいほどつらいのですね．いったん睡眠薬で眠って，奥さんがいらっしゃったら起こしますね．

　このように，**「何時まで眠りたいか」**を尋ねることで，「実は深い持続的鎮静を望んでいる」といった**鎮静に対する意向までもキャッチできる**ことをしばしば経験します．

　また逆に医療スタッフは「持続的鎮静のほうがよいと思うほどつらそう」とみているものの，深い持続的鎮静の提案が，患者の心理的な負担になるのではないかと質問を躊躇する場面があります．その点，間欠的鎮静は提案しやすく，提案の際に**覚醒したい時間について質問をすれば，患者の鎮静に対する意向を知る**ことができます．

▼ 終末期に間欠的鎮静を開始する場面③〜医療者は「持続的鎮静のほうがよいのでは」と感じている

> 何時に起きたいですか？

> 夕方，起こしてください．

このような返事であれば，間欠的鎮静での対応を継続していけばよいことがすんなりわかります．患者が苦しんでいる姿をみるのは周囲もつらく感じますが，意思表示がきちんとできる場合には，本人の希望しない終末期の鎮静は原則的には行いません．

その後の対応

入院中の患者であれば，ミダゾラムやフルニトラゼパムの点滴静注，あるいは単回・間欠的皮下投与を患者の希望時間に合わせて投与します．投薬終了時刻から覚醒してくるまでに要する時間は，患者によって多少異なります．はじめての鎮静薬投与の場合には，少し早めに投与を終了し，覚醒までの時間を記録しておき，次回の間欠的鎮静の参考にします．たとえば，ミダゾラムの点滴静注を終了した直後に覚醒してくるようならば，患者の覚醒したい時刻にミダゾラムの点滴を終了するようにします．

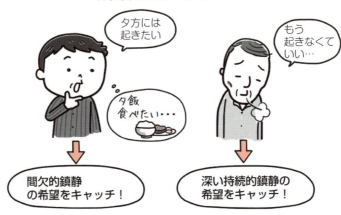

間欠的な鎮静前に，どのような鎮静を希望しているか？ 患者の意向を確認！

間欠的鎮静から深い持続的鎮静への移行

3 鎮静薬を使って眠ってすごす必要が出たときは，どのように対応すればよいですか？

? 何のための質問
　間欠的鎮静を行っている患者の「深い持続的鎮静」の意向を確認するための質問です．

! こんなときにする質問
　今は間欠的鎮静が症状緩和に有効だが，そのうち深い持続的鎮静が必要になってくると予想されるときに，説明とともに質問します．

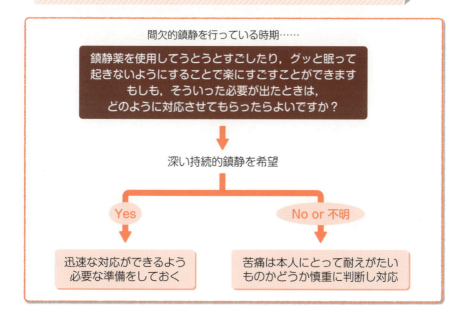

▼呼吸不全を伴った呼吸困難で余命数日と考えられる患者

 どうですか？

 さっきはつらかったですが，今は楽です．会話とか姿勢を変えてもらうなんていう，ちょっとしたことでも，急に苦しくなることがあるのです．天国と地獄を行ったり来たりしているみたい．

 息苦しさが，かなりつらくなるのですね．

 もう早く何とかしてくれー！ こんなつらいのだったら死んだほうがましだ！ と思うほどです．そのときは苦しくて話すこともできません．でも，その瞬間にさっきのように薬を使って，スッと寝かせて楽にしてもらえると助かります．

 今のところ，そのような対応でやっていきますね．今後もしかしたら，のことなのですけれども，相談してもよいでしょうか．苦しくなって薬で眠って起きたとき，こうして具合のよい時間があればよいのですが，また起きると苦しいという状況になることも可能性としてあります．その場合に，**鎮静薬を使用してずっとうとうとしてすごしたり，グッと眠って起きないようにすることで，楽にすごすことができます．もしも，そういった必要が出たときは，どのように対応させてもらったらいいでしょうか？**

 そうなったら，なるべく早く楽にしてください．苦しみたくないです．お任せしますのでよろしくお願いします．そしてそうなったら，ゴム管につながって長い間，延命はしたくないのです．

 鎮静薬を使っても使わなくても寿命は変わらないのですが，ご心配されているような長く延命をするということはないので，ご安心ください．

 そうですか，よろしくお願いします．（家族に対して）皆のおかげで楽しい人生だったよ．ありがとう（涙）．

 （涙）……とにかく，苦しくないようにお願いします．

このように，耐えがたい苦痛が出現し始めている段階で，「苦痛緩和のために必要が出てきたら深い持続的鎮静を行ってほしい」という意向が確認できれば，必要なときに迅速な対応が可能となり，患者が望まない耐え

がたい苦痛の時間を最小限にすることができます．そしてせっかく患者が「苦しみたくない」という意向をきちんと表明したのですから，迅速な対応ができるように必要な準備をしておきます．

関連する質問とその後の対応

「万が一……なとき」「もしも…なとき」などと質問します．

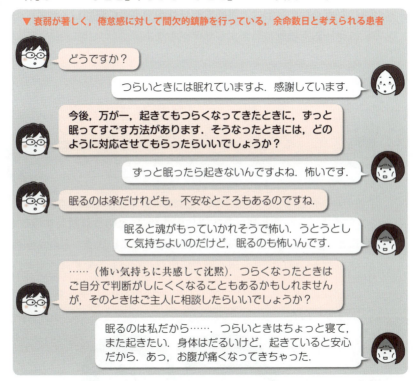

▼衰弱が著しく，倦怠感に対して間欠的鎮静を行っている，余命数日と考えられる患者

- どうですか？
- つらいときには眠れていますよ．感謝しています．
- 今後，万が一，起きてもつらくなってきたときに，ずっと眠ってすごす方法があります．そうなったときには，どのように対応させてもらったらいいでしょうか？
- ずっと眠ったら起きないんですよね．怖いです．
- 眠るのは楽だけれども，不安なところもあるのですね．
- 眠ると魂がもっていかれそうで怖い．うとうとして気持ちよいのだけど，眠るのも怖いんです．
- ……（怖い気持ちに共感して沈黙）．つらくなったときはご自分で判断がしにくくなることもあるかもしれませんが，そのときはご主人に相談したらいいでしょうか？
- 眠るのは私だから……．つらいときはちょっと寝て，また起きたい．身体はだるいけど，起きていると安心だから．あっ，お腹が痛くなってきちゃった．

このように眠ること自体が不安な患者では，前もって持続的鎮静についての希望を確認できないことがあり，また**意向の確認そのものが心理的な負担になることがあります**．できる限り不安を増さないように，タイミングを見計らいつつ，**話し方にも細心の注意を払います**．この患者は，死亡直前につらさが生じたとき，それを耐えがたいとは感じなかったのか，眠ることへの不安があったのか，どちらかはわかりませんが，いつもならば希望する間欠的鎮静さえ希望しませんでした．そして，急速に意識レベルが自然に低下し，最期まで「持続的鎮静は行わない」という患者の意向に

3 鎮静薬を使って眠ってすごす必要が出たときは，どのように対応すればよいですか？

沿うことができました．意向の確認で不安を一時的に強めてしまったのではないかと思いましたが，確認をきちんと行ったことで本人の意向に反する鎮静を行わずに済みました．

苦痛の耐えがたさの基準は，患者ごと・医療スタッフごとに異なります．耐えがたさを判断するのは苦痛を感じている患者ですが，われわれ医療者の判断も影響しうることに注意が必要です．苦痛が**本人にとって耐えがたいかどうかの評価**は，可能であれば**直接患者に質問**し，判断に迷う場合には**チーム**で慎重に判断する必要があります．

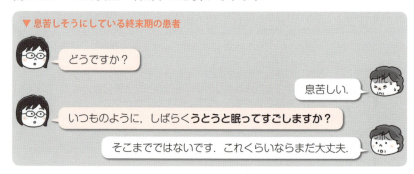

▼ 息苦しそうにしている終末期の患者

どうですか？

息苦しい．

いつものように，しばらくうとうと眠ってすごしますか？

そこまでではないです．これくらいならまだ大丈夫．

ここでは，**うとうと眠ってすごしますか？** という質問をすることで，**患者にとって耐えがたい苦痛か否かの確認をしています**．患者に直接確認ができるときには，できる限り患者に確認したいものです．

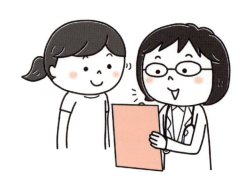

また，事前の確認で患者が深い持続的鎮静を望んでいなくても，耐えがたい苦痛が生じていると判断される，しかし終末期せん妄のため，その場での本人の意思確認ができない，といった場合があります．まずは間欠的鎮静や浅い鎮静を行いますが，それでも耐えがたい苦痛があると判断される場合には，家族とチームの慎重な合意のうえで，深い持続的鎮静を行う事例は有り得るでしょう．

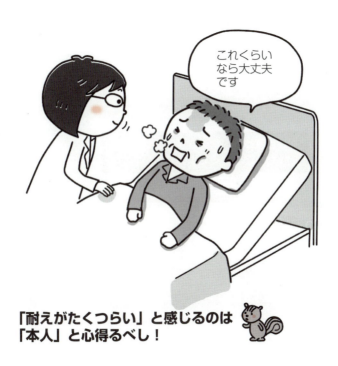

「耐えがたくつらい」と感じるのは「本人」と心得るべし！

> 深い持続的鎮静

4 ずっと眠っていたほうがよいですか？

> **? 何のための質問**
> 持続的鎮静の意向の有無を知るための質問です．
>
> **! こんなときにする質問**
> 今まさに著しい苦痛があり，間欠的鎮静や浅い鎮静では対応困難であるため，苦痛を緩和するために「深い持続的鎮静」が必要な患者に対する質問です．

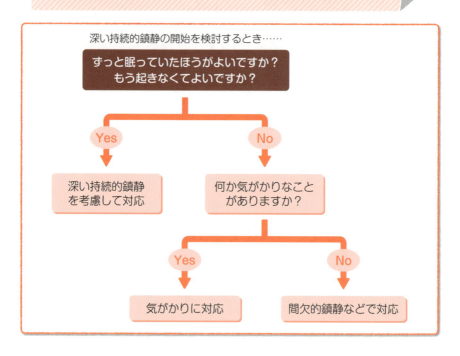

　患者は耐えがたい苦痛の中にあるので，簡潔な質問にします．そして，標準的治療でも対応できない**「治療抵抗性」**であるのか否かを確認するために，**できる限り苦痛の内容も聴取**するようにします．なぜなら，耐えが

たい症状が息苦しさなのか，倦怠感なのか，痛みなのか……何なのかを評価しなければ，本当に治療抵抗性か否かは評価することができないからです．

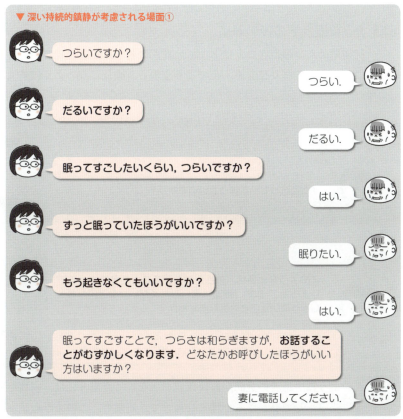

▼ 深い持続的鎮静が考慮される場面①

このように，これまでのその患者の苦痛から一番可能性の高い症状や気持ちのつらさを質問し，**耐えがたい苦痛の内容を抽出**するとよいでしょう．そして，苦痛の内容が，鎮静以外の方法で対処できる可能性が残されていないか検討します．この検討に当たっては，**予測される予後の範囲で，対処法の効果発現が得られるかどうかを含めて検討**します．最期まで患者が耐えがたい苦痛の中ですごすことにならないように，症状緩和と鎮静の是非をチームで検討します．

また，深い持続的鎮静の開始後は会話や飲食ができなくなるばかりでなく，患者の意向を再び確認することができなくなります．そのため，**患者**

と家族に「鎮静によってお話しができなくなったり，食べたり飲んだりできなくなる」ことについて伝えます．この一言によって，患者と家族間の最期の貴重な会話が促されることがあります．

関連する質問とその後の対応

終末期せん妄の併存などによって，質問に対する患者の返答が得られないことも少なくありません．そのような場合，家族に次のように質問します．

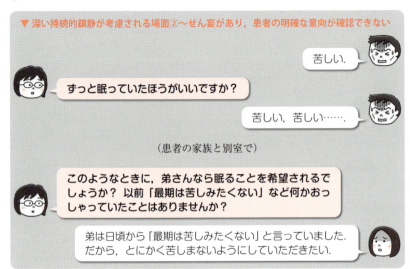

このように，患者の意向が直接確認できなかった場合には，家族を中心に意思決定をしていかざるを得ません．できる限り，このような状況にならないように，患者の余裕があるうちに本人の意向を確認しておきたいものです．

また，終末期せん妄や苦痛が強くて質問しにくいからといって，本人の意向を確認しなくてよいということではありません．

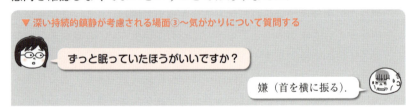

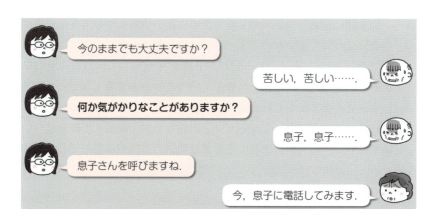

　このように，医療者やそばにいる家族でさえ本人の心残りや気がかりなことに思い至らず，質問してはじめて対応すべき事柄に気づきます．そのため，苦痛が激しく深い持続的鎮静が必要であっても，原則的には本人の意向を確認するようにします．この患者の場合も，余裕がある時期に「深い持続的鎮静」についての意思確認ができていたら，気がかりなことをタイミングよく済ませておくこともできたのかもしれません．もちろん，この直前のタイミングが患者にとってのタイミングなのかもしれません．それは"神のみぞ知る"です．

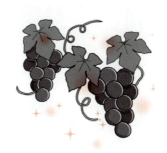

終末期に迅速な苦痛緩和を行うためには，鎮静について直前の相談にならないようにしたいものです．直前にならないようにするには，前述（☞第Ⅵ章-1〜4）したように，**日頃から鎮静を意識して，患者の意向を知るチャンスを逃さない**ようにします．いつも鎮静を意識するなんて不謹慎という意見があるかもしれません．しかし，私たちに問われているのは「いかに患者の意向に沿った対応ができたか」です．最期まで鎮静について意識するのは，担当する患者への必要最低限の責任ではないでしょうか．

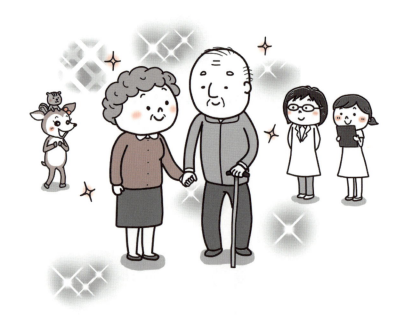

鎮静だけではないが…　私たちが問われるのは，
いかに患者の意向に沿った対応ができたか？

第Ⅶ章
患者の意向を引き出す質問

1 快適にすごせていますか？ 楽ですか？

? 何のための質問
患者が衰弱してきており会話もままならず，自分からつらさを表現することがむずかしいときに，対応すべき苦痛を捉えるための質問です．

! こんなときにする質問
訪室すると，患者が閉眼して静かにすごしているが，自分でつらさを表現できない，そんなときにする質問です．

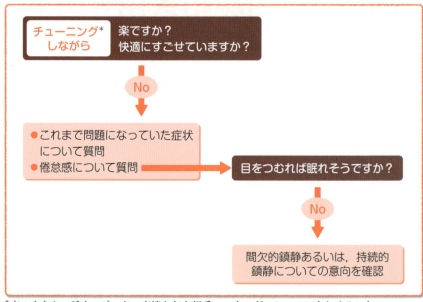

＊声の大きさ，話すスピード，表情などを相手のエネルギーレベルに合わせること．

患者が衰弱のため発語や会話もままならないとき，あるいはつらくて仕方がないけれど，そのつらさをどう表現してよいかわからないとき．そん

なときに，「快適にすごせていますか？」あるいは「楽ですか？」と質問をしてみます．

うなずくようであれば，現時点ではそれ以上の加療は必要ないことがわかりますし，首を横に振る場合には，何かが不快なのであり，それに対する緩和ケアを行っていくことになります．

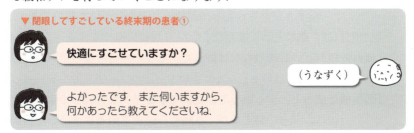

関連する質問とその後の対応

何がつらいのか，すべての症状を尋ねるには，患者の負担を考えて気がひけることが多いものです．そこで，**最も当てはまりそうな症状から順に尋ねていく**ことが重要になります．

■ これまで問題となっていた苦痛についての確認

最も可能性が高い症状としては，これまで痛みが問題になっていたら痛み，呼吸困難が問題になっていたら呼吸困難，悪心が問題になっていたら悪心，というように，これまで問題となっていた苦痛についての確認は最低限必要でしょう．

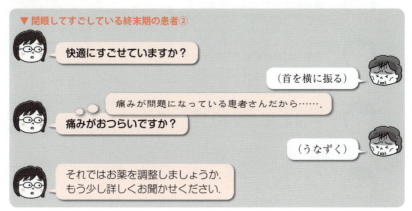

■ 倦怠感の確認

　また，会話もままならない衰弱した状態なのであれば，**「疲れますか？」「だるいですか？」**といった倦怠感の確認を行います．痛い，苦しい，吐き気がする，ということは言葉で表現しやすいですが，倦怠感は何と言葉に表現したらよいかわからない場合も多い症状です（☞第Ⅳ章-1, 2）．

　ここでうなずきが得られたら，鎮静の必要性について質問します．**「目をつむれば，眠れそうですか？」**という質問にもうなずきが得られれば，「疲れるけれど，目をつむれば眠れて，そうすれば楽なのですね」と確認します．楽であれば何もしなくてよいでしょう．一方，首を横に振ったら**「睡眠薬を使って，少し眠っていたいですか？」**と質問します．うなずきが得られれば，**「今○時ですが，△時くらいまで眠るようにしたらよいですか？」**次に，**「それとも，もっと長く眠りたいですか？」**などと，**起きたい時刻を確認しておくことも重要**です．さらにこの後，できれば「また起きたいですか？」と**持続的鎮静の希望の有無を確認できれば**，なおよいでしょう（☞第Ⅵ章-2）．

　衰弱して余命が日にち単位と予想されると，間欠的鎮静や浅い鎮静といった鎮静の必要性が明らかになってきます．

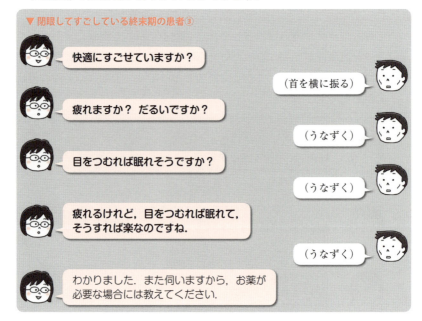

▼ 閉眼してすごしている終末期の患者③

- 快適にすごせていますか？ （首を横に振る）
- 疲れますか？ だるいですか？ （うなずく）
- 目をつむれば眠れそうですか？ （うなずく）
- 疲れるけれど，目をつむれば眠れて，そうすれば楽なのですね． （うなずく）
- わかりました．また伺いますから，お薬が必要な場合には教えてください．

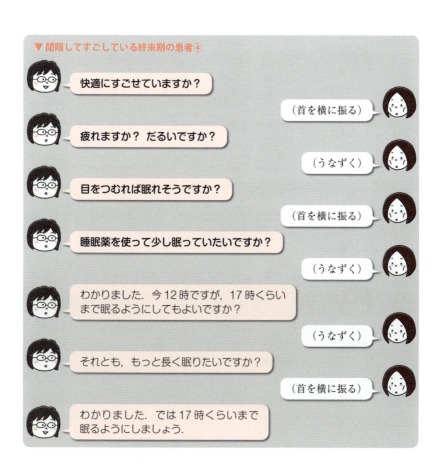

NG!!

　衰弱して会話もままならない状態の患者に,「だるいですか？」「痛みは大丈夫ですか？」「息苦しいのは大丈夫ですか？」などと,いつもと同じように1つずつ症状を尋ねても,負担をかける割に苦痛をうまくキャッチできないことがあります.質問した内容以外の苦痛がある場合には,それぞれの質問に対して「大丈夫」という返事になってしまい,必要な治療・ケアの機会を逸してしまうことがあります.

▼「楽ですか？」という質問をしなければ,苦痛を見逃すところだった！

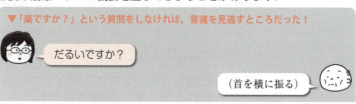

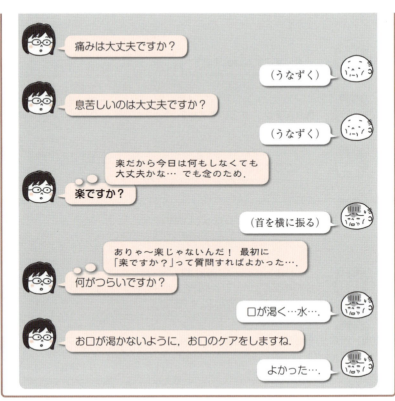

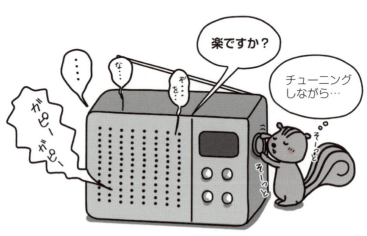

苦痛の表現しづらさに気づいて、
負担にならないよううまく質問するべし！

2 もう少し楽なほうがよいですか？

? 何のための質問
　すべての症状に対して薬剤調整の必要があるかどうか，知るための質問です．

! こんなときにする質問
　すべての症状に対して，薬剤調整の必要性の有無がわかりにくいときに質問します．苦痛の程度を NRS などスケールで評価をしていないときにも，重宝する質問です．

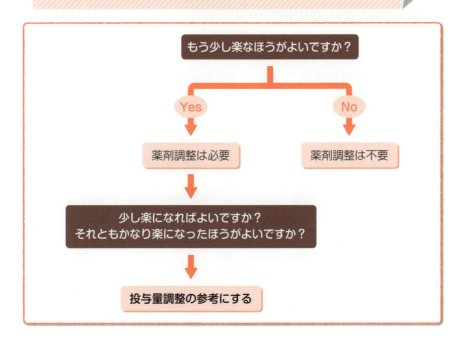

▼ 蠕動亢進と頻回の下痢に対して，ブチルスコポラミン注の持続投与を開始した患者

 お腹のゴロゴロはどうですか？

大分よくなりましたが，やはりゴロゴロします．

もう少し楽なほうがいいですか？ それともこれくらいでいいですか？

これくらいで大丈夫です．お腹の動きが止まってしまうのも困るので．

　このように患者が「症状はよくなっているが，まだ残っている」などと表現することは多く見受けられます．その場合，医療者側が「症状が残っているから，薬を増量したほうがよい」と早合点せず，患者に症状緩和の希望を「もう少し楽なほうがよいですか？」などと質問します．これが**患者の意向に沿った症状緩和**です．

関連する質問とその後の対応 ❀

　「少し楽になればよいですか？ それともかなり楽になったほうがよいですか？」などと質問します．

　薬剤の投与量の調整幅の参考にするために質問します．NRSなどスケールで表現ができない場合，**患者の苦痛と目標の差**がわからないため，薬剤調整の投与量について迷いが生じます．そんなときに，この質問をすると参考になります．

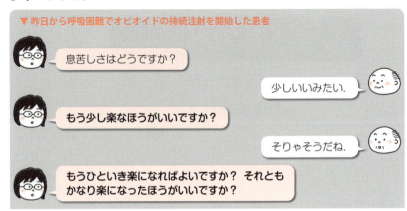

> もうひといきだね.

「少し楽になればよい」という返答ならば，オピオイドを 10〜20％増し，「かなり楽になりたい」という返答であれば 30〜50％増しなど，増量幅の参考にすることができます．

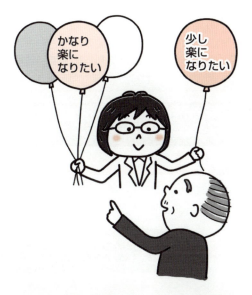

症状をうまく説明できない患者でも…
薬剤調整の必要性を引き出せる重宝な質問

3 これからこんな風にすごしたいな，という目標のようなものはありますか？

？ 何のための質問
　治療・ケアの目標に加えて，患者が大切にしていることや心の支えにしていることなどの情報収集に役立たせる質問です．

！ こんなときにする質問
　初診時，症状などの評価が終わった後，筆者はほとんどの患者に対して行っています．また，普段の診察でも行いやすい質問です．

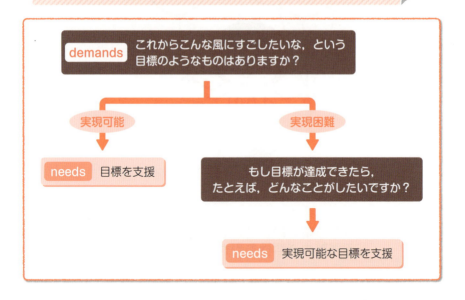

　緩和ケアの究極的な目標は，**患者の満足を得ること**です．患者の満足を得るには，患者が**「何に苦しみ，何を望んでいるか」**を理解し，それにできる限り応えていくことです．この目標を尋ねる質問は，患者の望んでいることを知るための重要な質問です．筆者が最も大切にしている質問の1つです．

■ 治療・ケアの目標について情報収集する

▼ 症状についての問診や診療が済んで……①

いろいろな症状について教えていただきましたので，少しでもご希望に沿ったお手伝いをさせていただきたいと思います．**これからこんな風にすごしたいな，という目標のようなものはどんなことですか？**

んー，そうですね……脚が踏ん張れなくなってしまって，一人でトイレや風呂に入れるようになりたいです．

お一人でトイレや入浴ができるようになりたいのですね．わかりました．

　このように，症状や体力低下のため一人で動けなくなっている患者では，「動けるようになること」「一人で歩いてトイレに行くこと」を目標にあげる場合が多く経験されます．苦痛症状が原因であれば，苦痛緩和を行うことで希望が叶う可能性がありますが，動けなくなっている原因が体力低下や呼吸不全である場合には，患者の目標の実現は困難なこともあります．こんなときでも**「わかりました」＝「あなたの希望を理解しました」というの応答は関係性を築いていくうえで非常に大切**です．トイレ自立という大事業はむずかしくても，小さな工夫をすることで患者が動けない自分と折り合いをつけながら日々をすごす支援はできます．たとえば，苦痛に対する丁寧な症状緩和，日々の生活の援助やケア，車いす散歩や飲食，会話など**小さな楽しみを提案・提供する**ことなどです．

■ 大切にしていることや心の支えにしていることを共有する

▼ 症状についての問診や診療が済んで……②

これからこんな風にすごしたいな，という目標のようなものはどんなことですか？

少しでも早く家に帰って，普通の母親として娘の世話をしてすごしたい．洗濯物を畳んであげたり朝起こしてあげたり，そういう普通のことがしてあげたい．もう時間が限られていますからね．

母娘の何気ない日常の生活をすごしたいと思われているのですね．娘さんが○○さんの一番の心の支えなのですね．

3　これからこんな風にすごしたいな，という目標のようなものはありますか？

そうなんです．

　この場合，仮に退院ができなかったとしても，娘との交流を大切にした療養生活を念頭に置いて支援することができます．

　このように，目標を聞くことがその人にとって大切なこと，言い換えれば**心を満たすこと，心の支え，生きる意味などの表出**につながることがあります．スピリチュアルペインに関する質問として「今，大切なことや支えになっていること，意味を感じることはどんなことですか？」といった質問は，実際にはタイミングをつかむのがむずかしかったり，相手に質問の意図が伝わらず「その質問は，どういう意味ですか？」と逆に質問されてしまうこともあります．その点，**目標を尋ねる質問は，どのようなときにも質問しやすく，その人にとって大切なことを知るチャンスとなるよい質問**です．

関連する質問とその後の対応

　「もしその目標が達成できたら，たとえばどんなことがしたいですか？」などと質問します．

　特に，患者の目標（demands）が実現困難な場合に必要な質問です．病状が進行するにつれて，患者の望むことと実現可能なこととのギャップは大きくなり，患者の苦悩も大きくなるものです．そこで，その demands から実現可能な目標（needs）を導き出し，needs の実現を支援できないか，考えるのです．患者の**苦しみと望んでいること**を理解し尊重しようとする医療者との関係性の中で，患者の苦悩が和らぐことを経験します．

▼ 全身衰弱の中で脊椎転移による下半身麻痺を発症し，寝たきりになった患者

これからこんな風にすごしたいな，という目標のようなものはありますか？

歩けるようになりたいです．そのために眠気と痛みをとってほしいですね．

歩けるようになったらいいですね．もし，歩くことができたら，どんなことがしたいですか？

入院して2週間，天井ばかり見ているんですよ．外の空気を吸いたいです．

そうですか．車いすで外の空気を吸いに散歩に行けますよ．

それは嬉しい．

　最期まで，患者の「歩きたい」というdemandsは実現できませんでしたが，患者の満足は得られました．患者がみずから望んでいることを表現でき，それが受け止められ，たとえ希望どおりにはならなくても可能な範囲でケアが提供された，そういったことを通して自分が大切にされていることを感じ満足が得られたのだと思います．終末期における苦悩からの救いの1つとして，患者の苦しみの理解に努める関係性の深さが重要になることも多いのではないでしょうか．

　いずれにしても，**患者との会話の中で「実現可能な目標（needs）」を模索し，それを可能な限り支援する**ことが，患者の満足度を決めるのだと思います．

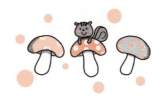

❸ これからこんな風にすごしたいな，という目標のようなものはありますか？

Column
目標を尋ねる質問のポイント

✦ ポイント①：曖昧さを残す 〜「これからの目標の"ようなもの"」〜

もし「あなたのこれからの人生の目標は何ですか？」と聞かれたら，多くの患者は困ってしまいます．ここでは，質問に「曖昧さを残した」聞き方がポイントです．曖昧さを残した聞き方をされると，患者側は「ちゃんと答えてほしい」というプレッシャーを感じることなく「これからの目標を一緒に考えてみましょうか」という提案のニュアンスとなり答えやすくなります．「とりあえず，家に帰りたいかな」といった感じで，今の自分の考えを表明しやすいのです．

✦ ポイント②：「もし」「たとえば」という仮定法を使う

「歩けるようになって何がしたいのですか？」と聞かれるより，「もし歩けるようになったら，たとえばどんなことがしたいですか？」と聞かれるほうが，答えやすいものです．それは，仮定法を使うことで，答え方の自由度を高めて想像力や創造性を喚起できるからです．

✦ ポイント③：質問の範囲の設定を狭くする

患者が「目標と言われてもなぁ」と答えに詰まってしまう場合には，質問の範囲を狭くすると答えやすくなります．

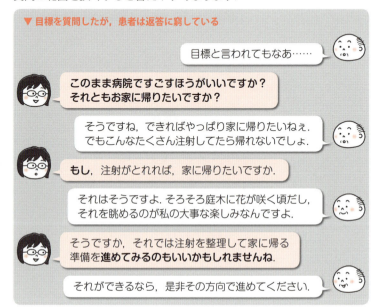

▼目標を質問したが，患者は返答に窮している

- 目標と言われてもなあ……
- このまま病院ですごすほうがいいですか？それともお家に帰りたいですか？
- そうですね，できればやっぱり家に帰りたいねぇ．でもこんなたくさん注射してたら帰れないでしょ．
- もし，注射がとれれば，家に帰りたいですか．
- それはそうですよ．そろそろ庭木に花が咲く頃だし，それを眺めるのが私の大事な楽しみなんですよ．
- そうですか，それでは注射を整理して家に帰る準備を**進めてみるのもいいかもしれませんね**．
- それができるなら，是非その方向で進めてください．

この会話では，質問の選択肢を提示することで質問の範囲を狭め，答えやすくなっています．さらに，「もし」「……の方向で進めてみるのもよいかもしれませんね」と曖昧表現を使うことで，「このまま病院にいてもよいし，退院してもよいし」という自由度を高めています．その効果で「こうなったら退院しなくちゃいけないんだ」と突然退院が決まってしまった不安を和らげる効果もあります．このように，答えが得られにくい場合には，範囲を狭める質問を活用することがポイントです．

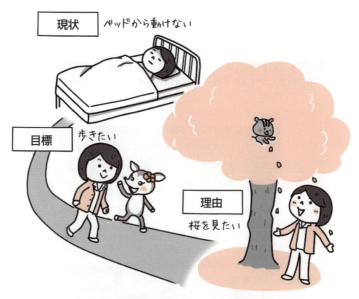

**現状と目標のギャップが苦しみ…
目標を知ることは患者の「苦しみと希望」を知ること…
ケアの方向性が見えてくる**

3 これからこんな風にすごしたいな，という目標のようなものはありますか？

4 もう少しここがこうなったらいいなぁ，ということはないですか？

❓ 何のための質問
症状緩和がある程度なされてきているタイミングで，「患者がどんなことをつらく思っていて，どんなことを望んでいるのか？」をさらに知るために役立つ質問です．一歩踏み込んだ患者の希望が引き出される可能性を秘めており，かつ「満足が得られているか」確認ができる質問でもあります．

❗ こんなときにする質問
ある程度，症状緩和やケアがなされている状況で質問します．「医療者に何を望んでいるのか」をキャッチしたいときに尋ねます．

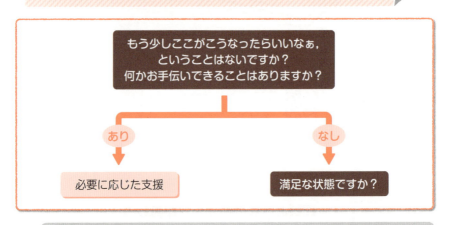

▼ 初診時に「とにかく痛みを何とかしてほしい」と言っていたが，痛みは緩和されてきた患者

 もう少しここがこうなったらいいなあ，というようなことはないですか？ 何かお手伝いできることはありますか？

家に帰って仕事をしたいです．痛みはとれても何もしないでいるのは疲れます．

 今日の調子なら，家に帰って仕事ができそうですか？

できそうです．家に帰りたいです．

そうですか．それではご家族の方がいらしたら，さっそく相談してみましょうか．

そうします．嬉しいです．

　初診時の患者の目標が「症状緩和」だったからといって，いつまでも症状マネジメントだけに焦点を当てているのは片手落ちです．むしろ**日々変化する患者のニーズや目標をキャッチする**ことで，患者の時間を最大限豊かにする支援をしたいものです．ある程度，症状緩和が得られている状態なら，「痛みはどうですか？」といった症状評価は後回しにして，この質問をしてみると「励ましてほしい」「外の空気を吸いたい」「私が亡くなったら母に会うので，今のうちに墓参りに行きたい」など，多くの場合，**症状緩和のほかにサポートすべきことが新たに見えてくる**ものです．

関連する質問とその後の対応

「満足な状態ですか？」などと質問します．

▼ 何を質問しても「大丈夫」と答える患者

もう少しここがこうなったらいいなぁ，ということはないですか？　何かお手伝いできることはありますか？

大丈夫，特にないです．

今の状態は満足な状態ですか？

そうですね．皆さんによくしてもらって，何も言うことはありません．手芸も少しずつできるようになって楽しんでいます．

　口数の少ない患者を受け持っていると，「症状緩和は得られているようだけれど，まだ何か不足しているのではないか？」と医療者側が心配してしまうことがあります．そんなときには，直接患者に「今の状態は満足ですか？」などと質問してみると，意外にも満足が得られていたという場合は多く経験されます．

患者の満足が得られていることを医療者が知ることで，医療者の心に余裕が生まれ，患者との関係性をより好ましいものに保つことができます．そして，今後問題が生じたときにも，医療者がより積極的に対処できる効果が期待できるように思います．

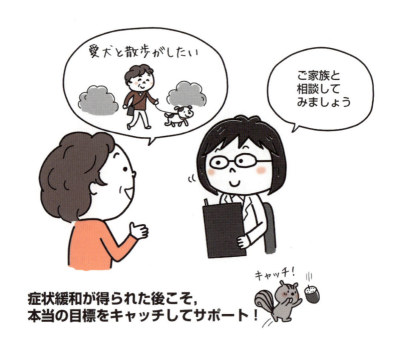

5 今の体調や病状を，どんな風に感じていますか？

❓ 何のための質問
患者と今後のことを話し合う際に，患者の病状認識について確認するための質問です．結果的に，何を大切にしてすごしていきたいか，患者の意向が表現されることが多い質問です．

❗ こんなときにする質問
治療や療養場所に関する意思決定の話し合いの際に質問します．さらに，この質問をきっかけに気持ちが語られることが多いため，緩和ケアの初診時などで症状評価の後に，気持ちなどを聞くきっかけとして質問することがあります．

今の体調や病状をどんな風に感じていらっしゃいますか？

〇〇のこと，どんな風に感じているのですか？

- 心配していること，望んでいること
- 人生全体，生活全体を考えたうえでの意向
- 患者の価値観に基づいた治療・療養場所などの意思決定

……が引き出される

▼ 緩和ケア初診，症状評価が終わった後①〜中等度の安静時呼吸困難があり，予後は週単位と考えられるような患者

 今の体調や病状を，どんな風に感じていらっしゃいますか？

10段階のうち，8くらい．

かなりつらい状況ということなのですね．

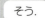そう．

先ほど，眠っていると楽とおっしゃられていましたが，**ずっと眠ってすごしていたいと思われますか？**

そうなんです．**もうこれ以上頑張らなくても，自然体でいけたらないいかなって思っているんです．**

心残りはないのですか？

ありません．好きな趣味も思いっきりやってきました．3ヵ月前からそれもできなくなって，しばらくしたら家事もできなくなって，ここ1週間は手足もきかなくなって，息をするのもつらくなってきて，**もうこれ以上は何も考えずに眠って楽に逝ければ**，そんな幸せなことはありません．

楽にすごせるように，一番よい方法をチームで考えて責任をもって最期までお手伝いしますよ．

アーよかった．ちゃんとコロリと無事に逝けるかどうか心配で，身体以上にその心配のほうがつらかったの．

この質問をきっかけに，患者が**一番に心配していることと望んでいること**の表出が促され，さらに持続的鎮静の意向や心残りについても聞くことができました．

▼ 緩和ケア初診，症状評価が終わった後②

今の体調や病状を，どんな風に感じていらっしゃいますか？

わからない．どうなんでしょうか？教えてください……夏まではもたないのかな．

もうそれほど長くはないのか，と心配されているのですか？

心配はしてません．この病気がわかって，片づけも終わって家族に全部伝えたし，葬儀もお墓も用意してあるから心配していません．**なるべく苦しまないように逝ければいいなと思っています．**心配はそれだけです．

準備をされてきたので心配はないのですね．苦しくないようにとのご希望ですが，責任をもってお手伝いしたいと思います．

よかった．

このように，「今の病状をどう感じているか？」という質問は，**人生全体，生活全体を考えたうえでの気持ちを語るチャンス**となります．医療者は，患者の人生全体からみれば，ほんの一時の関わりとなります．しかし，このような会話を通して，患者の人生や生活の大切な一部分でも垣間見ることができれば，患者の意向に沿った緩和ケアを考えるうえで貴重な情報を得ることができます．

次は，病状認識を質問することで，患者が意思決定できた例です．

▼ 独居の患者が，娘家族の近所の病院に転院するか，慣れ親しんだ現在の病院で診療を継続するか，悩んでいる状況

今の体調や病状を，どんな風に感じていらっしゃいますか？

ん～もうそんなに長くないと思っています．そう考えれば，最期のわがままを通してもいいのかな．本当は，自分は今までどおり，**一人気ままに自分の家ですごしたいんです**．それに，とにかく**娘に負担はかけたくないから，一人でトイレに行けなくなったら即，こちらへ入院してお世話になりたい**．

それなら，このままこちらの病院に通院して，トイレに行けなくなったら入院する，ということのほうがいいでしょうか．

そういうことになりますね．

このように，みずからの病状について質問され改めて考えてみることで，限られた時間の中だからこそ見えてくる「心配していること」「自分の大切にしたいこと」「望むすごし方」に患者が気づくということは多く経験されます．

関連する質問

「〇〇のこと，どんな風に感じているのですか？」「これからこんな風にすごせたらいいな，と思っていますか？」などと質問します．

"〇〇"には「患者に意思決定しなければならない治療」などを挿入して質問します．まず患者が治療の選択肢について，どう認識し，どう思っているのか質問するのです．さらに，今後のすごし方の希望についての質問を重ねると，自分が大切にしたいことに気づき，意思決定に役立ちます．

▼ 主治医は抗がん剤の終了を勧めたが，決心ができずに迷っている患者

抗がん剤を続けるかやめるか，これから先生の説明があるんです．

抗がん剤のこと，どんな風に感じているのですか？

……（涙）最初から病気は治らないって言われています．でも抗がん剤を続けることで現状維持ができればって……．

抗がん剤を続けることで，病気が進まないでくれたらって願っているんですね．

そう……でもむくみも痛みもどんどんひどくなるし……効いてないのは説明されなくてもわかる．でもやめるとダメになる気がするし，かといって，こんな身体では効きそうにもないし……どうしよう……．

〇〇さんは，これからどんな風にすごせたらいいな～って思っているの？

自分がよい状態で子供とすごしたいんです．家にいたい．今は何とかパッチワークで子供の小物を作ったりできてます．子供と一緒に縫物をしている時間が楽しいんです．子供は私の縫った服ばかり，ボロボロになっても着たがるんです．だから子供の服とか作るのが楽しくて……でもこのまま抗がん剤治療を続けると，そういうこともできなくなりますね……．

少しでも長く，そうやって家でよい時間がすごせるとよいですね．ご主人とも話し合われるといいかもしれませんね．

その後，患者は抗がん剤を中止し，緩和ケアに専念する意向を主治医に表明しました．抗がん剤への強いこだわりをもっていた患者だったので，主治医は驚いていました．

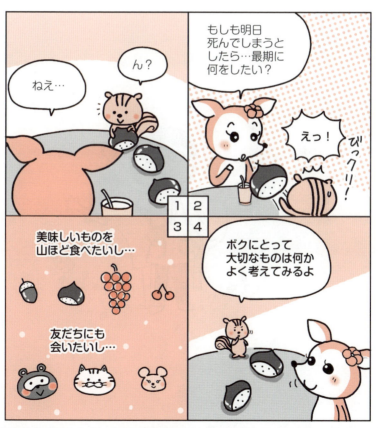

質問されることで，自分の気持ちに気づけることは多いものです

このように，**現在の治療への思い，これからのすごし方を質問される**ことで，自分の大切にしたいことに気づき，気持ちを整理し，対話により新たな視点を得て，みずからの意向を決める力が賦活されることは多く経験されます．

　時宜にかなった質問を投げかけ対話をすることが，患者の運命さえも変えることは少なくありません．医療者は意思決定のための病状説明の際に「はじめに患者の気持ちを聞くのは時間がかかる」と勘違いしやすいものです．しかし，何度も同じような説明を繰り返すよりも，**まず患者に質問してその答えに沿って意思決定を支援する**，患者にとって本当に必要な情報を提供する，このほうが結果的に時間短縮になることは日常的に経験されることです．"急がば回れ"です．

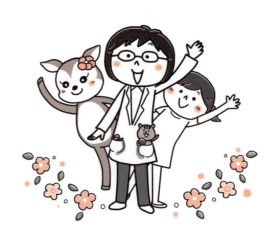

6 気持ちは穏やかですか？（心穏やかではないのですか？）

❓ 何のための質問
気持ちの表出を促し，ケアにつなげていくための質問です．

❗ こんなときにする質問
気持ちのことを聞くきっかけとして，自然な会話の流れで無理なくこの質問ができる雰囲気のときに質問します．

この質問をすべての患者にしようとするとタイミングがむずかしいと感じますが，この質問を知って備えていれば気持ちを聞くタイミングを逸しないという意味で，覚えておくとお得です．

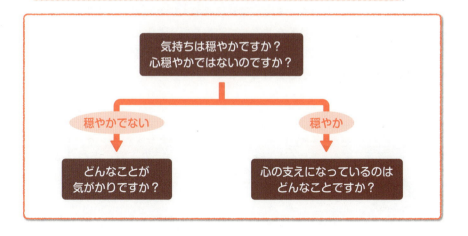

患者の気持ちを聞くきっかけとしては，会話の流れの中で，この「気持ちの穏やかさ」に加え，「目標(☞第Ⅶ章-3)」，「今の体調・病状認識(☞第Ⅶ章-5)」，「気がかりなこと(☞本項229頁)」，「心の支え(☞本項232頁)」についての質問から，その場で自然になじむものを選択して質問します．いずれの質問からも，その人にとって大切なこと，生きている意味や役割・価値・目的，他者との関係性，自律に関する考えなどがしばしば表出され

ます．結果的に，これらの質問がスピリチュアルケアにつながることは，しばしば経験されます．

▼ 退院日に痛みが強くなったため，退院を延長した患者

退院を楽しみにしていたのに，急に痛くなってしまって……悔しい（涙）．

退院したかったのにできなくて，**心穏やかでないですか？**

いいえ，心は穏やかです．ただ，残されている時間がわからないから，早く家に帰って，娘の日常の世話をしてあげたい．それだけです．

娘さんの日常の世話ができるように，できるだけ早く退院できるようにお薬を調整してみますね．

お願いします．安心しました．

このように気持ちの穏やかさの確認とともに，**大切にしていることの表出**が促されることがあります．これはその人にとっての「人生の意味や目的」であり，人生の目的を共有して治療を行うことは，患者のスピリチュアルニーズを満たすことになります．さらに，**患者は「自分のことをわかってもらえた」と感じられる**ことで，スピリチュアルな面まで包含したケアとなるのです．

▼ 表情に乏しく言葉も少なく，どんな気持ちですごしているのかわからない入院患者

それこそ普通じゃなく，すごく忘れっぽくなってしまって，こんな感じでは，もうそろそろかなと思うの．でも，あと5日くらいは生かしてください．

5日くらい？

覚悟するのに4，5日ほしいの．仕方がないものね，ここまできてしまったら．

気持ちは穏やかですか？

うーん……穏やかっていうと嘘よね．本当のところはそうじゃない．本当は生きたい，つらい（涙）……（沈黙）……でも七転八倒するのではなく，こうして穏やかに逝けるって信じています．それが**心の支え**です．

穏やかにすごせるように最大限の
お手伝い，続けますからね．

　　　　　　　　　ありがとうございます．嬉しいです．

　この患者は，身体的な苦痛が強くなかなか症状が和らがない時期があったせいか，緩和ケアの初診時に「どうせ苦しんで逝くのだと思う，楽になんてならない，諦めている，私は人の悪口ばかり言っていたから罰が当たった」と言っていました．その後，症状は和らぎ表情もよくなりましたが，スタッフ一同，患者との信頼関係の改善をなかなか実感できませんでした．しかし，会話に**「気持ちは穏やかですか？」**という質問を挟むことで，つらい気持ちや「心の支え」がはじめて表出されました．結果的に，感謝の言葉がもれ信頼関係を実感できました．このように，この質問は**本音を語るきっかけ**になることがあります．

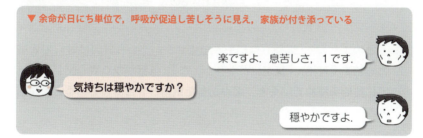

　このように，死が近づいてきている中でも患者が**心穏やかにすごしている**ことの確認ができれば，**家族の心の支え**になります．

関連する質問とその後の対応

■気がかり，心配なことについて質問する

　「何か気がかりなことはありますか？」「何か心配されていることがありますか？」などと質問します．

▼化学療法を続けてきたが，主治医との話し合いで化学療法の終了を決めた患者

　　　　　　　　抗がん剤はもうやらないと決めました．
　　　　　　　　最期はくるものですから．

　気持ちは穏やかですか？

いいえ．よくイライラします．

　イライラするのですね．

　考えると気が滅入って発散したくなるときがあります．先生がいつ死ぬと言ってくれたほうがいいんですけどね．7月とか9月とか．

　何が気がかりですか？

　特にこれといってね．この年まで生きたのだから，やりたいこともないし，死ぬことは覚悟しているから大丈夫．それより生きている間，妻に迷惑をかけるのが申し訳ない（涙）．

　奥さまに迷惑をかけるのがつらいのですね．

　そう，生きればその分，迷惑をかけてしまう．それだけが気がかりです（涙）．

　このように，「気持ちは穏やかですか？」という質問に対して表出された心情を受けて，「何が気がかりか」など，**「気がかりや心配」をキーワード**に質問を重ねていくと，悶々とした気持ちや苦にしていることが語られることを経験します．

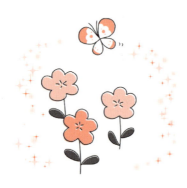

▼ 体力が徐々に低下し，終日ベッド上ですごすようになってきた患者

だんだん動けなくなってしまって……．

心穏やかではないのですか？

穏やかではないです．

だんだん動けなくなってきて，つらいと思っていることはどんなことですか？

今も氷を食べたくても，自分で取りに行けない．この先，だんだんトイレにも行けなくなって，全部看護師さんにお願いしなければいけなくなるのがつらいです．眠ってしまいたい．

自分のことが自分でできなくなっていって，看護師に負担をかけてしまうのがつらいのですね．

そうなんです．

（……沈黙の後）赤ちゃんのようになって，私たちに委ねてくださされば私たちも嬉しいのです．そのためにこの仕事をさせてもらっているのですから．

そうなんですか．そうしていいのですか．安心しました．そういう風に切り替えます．先生，私の趣味の写真見てください．こんなに人生に楽しんできたから，悔いはないんです．いつ死んでも心残りはないんです．

　このようなつらさの共有ができれば，**患者は「わかってもらえた」という思いになります．この「わかってもらえた」と患者に思ってもらえるように聞くことが緩和ケアにおけるコミュニケーションの目標**といってもよいでしょう．もしこの目標に達しており信頼関係が築かれていれば，この会話のような助言を行うことがあります．逆に言えば，日常生活を医療者に委ねてほしいという助言は，信頼関係がある場合に限って行います．**信頼関係のない中での助言は，「つらさをわかってもらえなかった」と捉えられる可能性**をわきまえておくべきでしょう．

■ 心の支えについて質問する

「心の支えになっているのはどんなことですか？」などと質問します。

▼ 昨日，医師からバッドニュースを伝えられたが，明るい表情ですごしている患者

いよいよ，先生ともお別れが近づいてきたようです．

気持ちのほうは穏やかですか？

穏やかです．今までCTの結果を聞くたびに冷や汗が出てしまっていたのに．もう抗がん剤は中止だと聞いたら，これからどうなるのかという不安がかえって落ち着きました．

不安な気持ちが落ち着いて，穏やかな気持ちなのですか．

そうです．死が怖いということは不思議と気になりません．

○○さんの心の支えになっていることはどんなことなのですか？

1年前に亡くなった父です．父が脳梗塞で命が危ないってなったときに，父と私の2人で「私もがんだから，どちらが先に死ぬかわからないね，でもまた天国で会えるね」って話ができたんです．それに支えられています（涙）．

……（しばらく沈黙の後）．お父さまとの関係に支えられているのですね．

そうなんです．私がこうして支えられているのは"関係"になんです．天国の父との関係，皆さんとの関係にです．皆さんが私を大切にしてくれている関係に癒されています．いつ死んでもおかしくないのに……癒されるってこういうことなんですね．

不安がある中でバッドニュースが伝えられた後，明るい表情をしている場合に，どのような気持ちでいるのか医療者としては気になります．無理しているのではないか，本当はどんな気持ちなのか，など想像を巡らせてしまうものです．可能ならば，きちんと質問してみることが大切です．そしてその瞬間，その場で，患者が体験していることをできる限り同じように感じようと，自分自身をそのまま差し出します．そばにいて聞く，その結果，**患者が「わかってもらえた」と感じれば，それこそがケア**です．

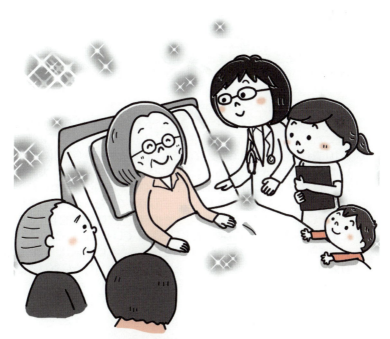

**気持ちを語るきっかけになる質問は，
自然な会話の流れの中で聞けるときに**

Column
スピリチュアルペインについて

✦ スピリチュアルペインとは

　スピリチュアルペインには，さまざまな定義がありますが，WHOは「生きている意味や目的についての関心や懸念とかかわっている場合が多い」とし，村田は，終末期がん患者のスピリチュアルペインを「自己の存在と意味の消滅から生じる苦痛」とし，①時間存在（将来の喪失），②関係存在（他者との関係の喪失），③自律存在（自立・生産性の喪失）の3つの次元から考察しています（村田久行：緩和医療学 **5**：157, 2003）．その結果，スピリチュアルペインは，生の無意味，無価値，虚無，孤独と不安，疎外，コントロール感の喪失，周囲への依存や負担（他人の負担になりたくない）などとして表出されるとしています．ケアの方向性としては，①将来への安心がもて，今を生きることへの患者なりの納得ができること，②大切な人とのつながりを再確認したり，他者との葛藤に折り合えること，③生きる意味・役割・価値などについて患者なりに納得できるようになるということです．

✦ スピリチュアルペインへの対応

　時間が限られている中で「生きていると迷惑をかける」「死にたい」「死にたくない」など，心のつらさやスピリチュアルペインが語られると，それに対して何の助言もできないため，医療者はどうしてよいのか戸惑います．そのとき覚えておくとよいのは，「私たち人間は，大きな危機に直面したときは誰かにそばにいてほしいと本能的に思うものだ．私たちは人がそこにいてくれるという，安心のもてる触れ合いが必要なものだ」ということです．そのようなときの真のケアは，「助言せずに，黙ってそこに一緒にたたずんで，ともに悲しんでいること」です．そして，質問することそのものも不自然に感じられるときには，むしろ質問せず，日頃の小さなコミュニケーションを重ねる中で，気持ちに寄り添うようにします．

付録

患者記入用
アセスメントシート

本アセスメントシートは，筆者が実際に使用しているものです．
コピーするなどしてお使いください．

からだや気持ちの症状に関するセルフチェック

自分の症状や、気持ちのつらさをチェックしてみませんか？
自分の状況に気づくことから、症状のセルフコントロールが始まります。
また、症状やつらさを周囲の人にうまく伝えるヒントにもお役立てください。

①からだの症状について

★つらい症状をチェックし、その症状のここ1～2日間の強さ（数字）に
　〇をつけてください。

「まったく症状がない」が0　　　「症状がものすごくつらい」が10

□ 痛み	0	1	2	3	4	5	6	7	8	9	10
□ だるさ（つかれ）	0	1	2	3	4	5	6	7	8	9	10
□ 息苦しさ	0	1	2	3	4	5	6	7	8	9	10
□ しびれ	0	1	2	3	4	5	6	7	8	9	10

□ 食欲がない　　□ はきけがする　　□ はいてしまう　　□ おなかがはる
□ 咳が出る　　　□ 夜、眠れない　　□ ねむけが強い　　□ くちの中があれて痛む
□ 便秘をしている：排便は、週に（　　　）回くらい
　　　　　　　　（□ かたい　　□ 普通　　□ やわらかい）

★一番困っている症状は？

→（　　　　　　　　　　　　　　　　　　　　　　　　　　　　　　　）

★一番困っている症状が強くなるのはどんなときですか。

□ 定期的な薬を使う前　　　　□ 夜　　　　　　□ からだを動かしたとき
□ 食事（食前・食事中・食後）　□ 排尿や排便をするとき
□ その他（　　　　　　　　　　　　　　　　　　）

②きもちの状態について

★この1週間の気持ちのつらさを平均すると、いくつくらいになりますか。

つらくない　　　　　　　　　　　　　　　　　　　ものすごくつらい

0　1　2　3　4　5　6　7　8　9　10

★気になっていることや心配なことについて。
1. 病状や治療についての気がかりが（　　）ない（　　）ある
　● 「ある」に〇をつけた方は、どのようなことが気がかりですか？

☐ 病状・症状について詳しく知りたい　　☐ 医療費のこと
☐ 病状や治療方針について悩んでいる　　☐ 利用可能なサービスについて
☐ その他

2. 生活で困っていることが　　　　　　（　　）ない（　　）ある

☐ 仕事や学校について　　☐ 経済的なこと　　☐ 日常生活に関して
☐ 住宅環境　　　　　　　☐ 食事のこと　　　☐ 家族のこと
☐ その他

　　具体的には？
（　　　　　　　　　　　　　　　　　　　　　　　　　　　　　　）

索引

欧文

Aδ 線維　34
C 線維　34
FPS（Faces Pain Scale）　41
H₂ 受容体拮抗薬　96
NRS（Numerical Rating Scale）　41
PAINAD（Pain Assessment in Advanced Dementia）　72
PaP（Palliative Prognostic）Score　76
symptom cluster　139
VAS（Visual Analogue Scale）　41
VRS（Verbal Rating Scale）　41

和文

■あ
アカシジア　172
圧痛　8
アロディニア　7

■い
胃拡張不全　143
息苦しさ　76
意思決定　226
痛み
　　──，性状　34
　　──，病態　34
　　──，部位　4
　　鋭い──　34
　　定期鎮痛薬の切れ目の──　22
　　鈍い──　34
胃内容停滞　94

■う
うつ病　177

■え
嚥下障害　143

■お
嘔吐　99
オクトレオチド　96
悪心　92
オピオイド　62
オピオイドスイッチング　107

■か
咳嗽　86
がん悪液質症候群　143, 148
感覚異常　7
感覚鈍麻　7
間欠的鎮静　131, 189
肝腫大　94

■け
倦怠感　128

■こ
抗がん剤　224
口腔カンジダ症　118
口腔乾燥　120
口腔ケア　123
口腔粘膜炎　121
抗真菌薬　119
向精神薬　170
呼吸困難　76
　　突発的──　83

呼吸数　83
鼓腸　97

■さ
酸化マグネシウム　106
残便感　104

■し
自殺念慮　182
持続痛　15
持続的鎮静　131, 194, 199
死の話題　184
消化管運動促進薬　96
食欲増進　145
食欲不振　143
神経障害性疼痛　5, 34
神経ブロック　31
信頼関係　231

■す
錐体外路症状　146
　薬剤性——　172
睡眠マネジメント　131, 155
睡眠薬　157
ステロイド　96
スピリチュアルペイン　234

■せ
静座不能症　172
蠕動亢進　96
蠕動痛　115
喘鳴　76
せん妄　77, 167

■そ
早期膨満感　143

■た
体液過剰兆候　129

体性痛　8, 34
体力温存・活動療法　131, 137
耐えがたい苦痛　199
痰　86

■ち
チューニング　204
腸管内圧上昇　93, 96
腸閉塞　93, 96
鎮静　133, 185
鎮痛補助薬　63

■て
適応障害　176
デルマトーム　5

■と
疼痛強度　38, 43
投与経路　49
突出痛　15, 22
吐物　99

■な
内臓痛　5

■に
2質問法　177
認知症　72

■ね
眠気　53, 58, 129, 161
粘膜障害　93

■の
脳圧亢進　96

■は
排便　104
パーキンソニズム　172

■ひ
非オピオイド鎮痛薬　62
非がん性慢性疼痛　11
病状認識　221

■ふ
フェンタニル口腔粘膜吸収薬　56
腹水　88
腹部診察　109
腹部膨満感　88
腹鳴　97
不眠　129, 155
フルニトラゼパム　192

■へ
ペモリン　166
ヘルペス性口内炎　120
ベンゾジアゼピン系薬　174
便秘　56, 95
　——，セルフケア　110
　　溢流性——　106, 114
　　大腸通過遅延型——　106
　　便排出障害型——　106

■ほ
放射線治療　31
発作痛　22, 29

■ま
麻痺性イレウス　93, 97

■み
ミダゾラム　192

■め
メトクロプラミド　96

■も
目標　212
モサプリド　96

■や
薬剤調整　43, 209

■よ
抑うつ　129, 177
予後予測スコア　76

■り
六君子湯　145
リドカイン　125
療養場所　221

■る
ルビプロストン　106

■れ
レスキュー薬　52
　——，予防的　23, 25, 84

著者紹介

余宮 きのみ（よみや きのみ）
埼玉県立がんセンター緩和ケア科 部長

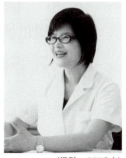

■ 経 歴

1991 年　日本医科大学卒業
　　　　　内科，神経内科を経て
1994 年　日本医科大学 リハビリテーション科
2000 年より現職．緩和ケア病棟，緩和ケア外来，
　　　　　緩和ケアチームで緩和ケアを実践

（撮影：八田政玄）

日本緩和医療学会 専門医
日本緩和医療学会 緩和医療ガイドライン委員会 副委員長
日本緩和医療学会 がん疼痛薬物療法ガイドライン改訂 WPG 員長（2014 年版）
独立行政法人医薬品医療機器総合機構 専門医員
SCORE-G（Symptom Control Research Group）がん疼痛・症状緩和に関する
　多施設共同研究会 世話人
埼玉がん緩和ケア研究会 会長
埼玉がんリハビリテーション研究会 世話人
ルーテル学院大学付属人間成長カウンセリング研究所 カウンセリング課程修了

よい質問から広がる緩和ケア

2017 年 2 月 15 日　第 1 刷発行
2020 年 5 月 20 日　第 3 刷発行

著　者　余宮きのみ
発行者　小立鉦彦
発行所　株式会社 南 江 堂
　〒113-8410　東京都文京区本郷三丁目 42 番 6 号
　☎（出版）03-3811-7236 （営業）03-3811-7239
　ホームページ https://www.nankodo.co.jp/

印刷・製本 小宮山印刷工業
装丁 加藤愛子（オフィスキントン）
装丁イラスト 柏木リエ／本文イラスト 天野勢津子

Good Questions in Palliative Care Communication
Ⓒ Nankodo Co., Ltd., 2017

定価は表紙に表示してあります．
落丁・乱丁の場合はお取り替えいたします．
ご意見・お問い合わせはホームページまでお寄せください．

Printed and Bound in Japan
ISBN978-4-524-25992-2

本書の無断複写を禁じます．
JCOPY〈出版者著作権管理機構 委託出版物〉
本書の無断複写は，著作権法上での例外を除き，禁じられています．複写される場合は，そのつど事前に，出版者著作権管理機構（TEL 03-5244-5088，FAX 03-5244-5089，e-mail: info@jcopy.or.jp）の許諾を得てください．

本書をスキャン，デジタルデータ化するなどの複製を無許諾で行う行為は，著作権法上での限られた例外（「私的使用のための複製」など）を除き禁じられています．大学，病院，企業などにおいて，内部的に業務上使用する目的で上記の行為を行うことは私的使用には該当せず違法です．また私的使用のためであっても，代行業者等の第三者に依頼して上記の行為を行うことは違法です．

〈関連図書のご案内〉　＊詳細は弊社ホームページをご覧下さい《www.nankodo.co.jp》

ここが知りたかった 緩和ケア(改訂第2版)
余宮きのみ 著　　A5判・324頁　定価3,190円(本体2,900円+税)　2019.6.

スキルアップ がん症状緩和
有賀悦子 著　　A5判・208頁　定価3,080円(本体2,800円+税)　2018.6.

正解を目指さない!? 意思決定⇔支援 人生最終段階の話し合い
阿部泰之 著　　A5判・262頁　定価3,520円(本体3,200円+税)　2019.7.

ナニコレ? 痛み×構造構成主義 痛みの原理と治療を哲学の力で解き明かす
阿部泰之 著　　A5判・160頁　定価3,080円(本体2,800円+税)　2016.6.

苦い経験から学ぶ! 緩和医療ピットフォールファイル
森田達也・濱口恵子 編　　B5判・238頁　定価3,850円(本体3,500円+税)　2017.6.

続 エビデンスで解決! 緩和医療ケースファイル
森田達也・木澤義之・新城拓也 編　　B5判・220頁　定価3,850円(本体3,500円+税)　2016.2.

エビデンスで解決! 緩和医療ケースファイル
森田達也・木澤義之・新城拓也 編　　B5判・196頁　定価3,740円(本体3,400円+税)　2011.10.

緩和ケアの基本66とアドバンス44 学生・研修医・これから学ぶあなたのために
木澤義之・齊藤洋司・丹波嘉一郎 編　　B5判・252頁　定価4,400円(本体4,000円+税)　2015.6.

緩和ケアゴールデンハンドブック(改訂第2版)
堀 夏樹 編著　　新書判・262頁　定価3,520円(本体3,200円+税)　2015.6.

緩和ケア・コンサルテーション
小早川晶 著　　A5判・190頁　定価3,520円(本体3,200円+税)　2012.5.

専門家をめざす人のための 緩和医療学(改訂第2版)
日本緩和医療学会 編　　B5判・468頁　定価6,930円(本体6,300円+税)　2019.7.

緩和医療薬学
日本緩和医療薬学会 編　　B5判・208頁　定価3,080円(本体2,800円+税)　2013.10.

がん治療副作用対策マニュアル(改訂第3版)
田村和夫 編　　A5判・358頁　定価5,060円(本体4,600円+税)　2014.7.

乳がん薬物療法ハンドブック
佐治重衡 編　　新書判・342頁　定価4,620円(本体4,200円+税)　2019.1.

高齢者のがん薬物療法ガイドライン
日本臨床腫瘍学会・日本癌治療学会 編　　B5判・104頁　定価1,980円(本体1,800円+税)　2019.7.

原発不明がん診療ガイドライン(改訂第2版)
日本臨床腫瘍学会 編　　B5判・94頁　定価1,980円(本体1,800円+税)　2018.7.

がん看護2018年1-2月増刊号特集: がん疼痛マネジメント
余宮きのみ・荒尾晴惠 編　　A4変型判・000頁　定価3,630円(本体3,300円+税)　2018.2.

定価は消費税率の変更によって変動いたします。消費税は別途加算されます。